HILFE BEI DEPRESSIONEN

DR. MED. CHRISTINA MÜLLER-FLECHTENMACHER • MIRJAM WEINSTEIN

Stiftung Warentest

INHALTS-VERZEICHNIS

Erklärung der Symbole

Jede farbige Textpassage bietet Ihnen spannende und besonders wissenswerte Zusatzinformationen. Diese Symbole zeigen Ihnen, was Sie hier erwartet.

Gut zu wissen | Achtung! | Verblüffendes | Eine kurze Anleitung | Aus der Forschung

DIE DEPRESSION ERKENNEN

Die Krankheit Depression hat viele Gesichter. Lassen Sie uns daher zunächst einen Blick auf Symptome, Verläufe und besondere Formen von Depressionen werfen.

Hilfe, ich fühle nichts mehr!

Eine Depression ist nicht einfach ein Stimmungstief, sondern wirkt sich auf alle Ebenen des Erlebens aus.

Hallo! Schön, dass Sie dieses Buch aufgeschlagen haben. Vermutlich haben Sie das getan, weil es Ihnen nicht mehr so gut geht wie früher einmal. Oder Sie sind so sehr müde und erschöpft, dass Sie nichts mehr richtig fühlen können. Vielleicht hat Sie auch ein vertrauter Mensch angesprochen, dass Sie sich „irgendwie verändert" haben und bedrückt wirken. Sie überlegen, ob dies Symptome einer Depression sein könnten. Möglicherweise haben Sie bereits die Diagnose Depression erhalten und suchen nun nach Wegen, um damit umzugehen.

Dieser Ratgeber möchte Ihnen helfen, Ihre Symptome oder die Veränderungen, die Sie bei sich wahrnehmen, einzuordnen. Sie erfahren mehr über die Krankheit Depression. Dieses Wissen ermöglicht Ihnen, Ihre Situation zu verstehen und zu verbessern. Sie können dann einen Plan fassen und im Kleinen und Großen mit Veränderungen beginnen. Es geht also um die Möglichkeiten der Selbsthilfe – mit sehr konkreten Vorschlägen, die Sie sofort umsetzen können. Sie erfahren aber auch etwas über die Behandlung durch Fachpersonen und über die Rolle des Umfelds – seien es Freunde, Partner und Verwandte oder sei es Ihr Arbeitsplatz.

Dieses Buch hat ein Ziel: Es will Ihnen Mut machen. Mut, sich mit Ihren Schwierigkeiten auseinanderzusetzen. Das ist nicht immer leicht. Schon kleine Anstrengungen können zu einer großen Hürde werden. Das ist typisch für eine Depression. Allein schon der Gedanke „Das ist was Psychisches" ist unangenehm und bedrohlich. Ist das so bei Ihnen? Dann seien Sie sich gewiss: Sehr viele Menschen sind von Depressionen betroffen. Und Sie müssen nicht weiterhin „durchhalten". Kümmern Sie sich um sich selbst! Es lohnt sich.

Dieses Buch wird Sie unterstützen. Sie müssen es noch nicht einmal am Stück durchlesen. Machen Sie kleine Schritte. Oder suchen Sie sich nach Bedarf einzelne Abschnitte heraus. Ein Hinweis wird Ihnen im Buch immer wieder begegnen: Gehen Sie nachsichtig mit sich um! Beim Lesen bedeutet das: Nehmen Sie sich die Zeit, die Sie brauchen, um die Informationen aufzunehmen.

Viele Menschen haben vor allem ein „gefühltes" Wissen über Depressionen: Man fühlt sich niedergeschlagen, traurig, antriebslos. Doch es können noch viele weitere Anzeichen hinzukommen – etwa auch Verdauungsstörungen. Verblüffend, oder?

Diese festgelegten Anzeichen basieren auch auf dem System ICD-11 (das ist die internationale statistische Klassifikation der Krankheiten und verwandter Gesundheitsprobleme). In Deutschland und in vielen anderen Ländern werden Krankheiten nach diesem Kategoriensystem eingestuft. Darin werden im sechsten Kapitel „psychische Störungen" beschrieben, zu diesen gehört auch das Feld der Depressionen.

Lassen Sie sich bitte nicht von der Wortwahl verunsichern. Das ist tatsächlich Fachsprache. In der Medizin und in psychotherapeutischen Zusammenhängen werden die Begriffe „Krankheit" oder „Störung" benutzt, so auch in diesem Buch. Viele Menschen empfinden diese Begriffe im Zusammenhang mit seelischem oder psychischem Leid als stigmatisierend oder verletzend. Mit dem Begriff „Störung" ist jedoch nicht gemeint, dass „jemand gestört ist", sondern vielmehr, dass die psychische Gesundheit einer Person gestört ist. Der Begriff ist also keinesfalls als eine Abwertung der Person zu verstehen.

WANN IST MAN EIGENTLICH „PSYCHISCH GESUND"?
Psychische Gesundheit wird als Zustand von Wohlbefinden definiert, in dem eine Person ihre Fähigkeiten ausschöpfen, die normalen Lebensbelastungen bewältigen, produktiv arbeiten und einen Beitrag zur Gemeinschaft leisten kann. Sie hängt sowohl von individuellen Faktoren als auch von äußeren Umständen ab.

Die Symptome einer Depression lassen sich in mehrere, nicht ganz trennscharfe Kategorien einteilen: solche, die die Stimmung oder das Verhalten betreffen, sowie in gedankliche und körperliche Kategorien. Hier zeigt sich deutlich, dass sich Psyche und Körper nicht getrennt betrachten lassen. Die Art, wie man denkt, hat Einfluss auf das Körpergefühl. Und wie sich der Körper anfühlt, hat Einfluss auf die Art zu denken sowie das Fühlen.

Wichtig ist für Sie, dass nicht sämtliche der auf S. 10/11 aufgeführten Symptome auf Sie zutreffen müssen. Es gibt aber zwei Kernsymptome: Das erste ist der Verlust von Freude bzw. Interessenlosigkeit, das zweite eine fast täglich gedrückte Stimmung. Beide gehören zur eindeutigen Diagnose. Gleichzeitig kann eine Depression sich bei einem Betroffenen – neben den Kernsymptomen – deutlicher anders zeigen als bei einem anderen. Und unterschiedliche Menschen nehmen einige Einschränkungen deutlicher wahr als andere. Für manche fallen die seelischen Veränderungen sogar weniger ins Gewicht als die körperlichen Beschwerden. Darum stellen sich einige Betroffene wegen körperlicher Symptome in einer ärztlichen Praxis vor – dazu später mehr.

So fühlt sich eine Depression an

Viele Menschen glauben, dass man dauernd traurig und niedergeschlagen ist, wenn man depressiv ist. Und ja, das kann sein. Häufig geht es aber eher um die Abwesenheit von Gefühlen, insbesondere angenehmer Gefühle, aber auch um die Abwesenheit von Trauer (siehe S. 16). Betroffene können sich stumpf und gleichgültig fühlen. Sie merken, dass sie nicht mehr mitfühlen, wenn andere Menschen von sich berichten. Manche beschreiben diese Stimmung als grau, als eine innere Leere. Dinge, die früher Freude bereitet haben, machen keine mehr. Ihr Stimmungsbarometer schlägt gar nicht mehr aus.

Andere Gefühle sind in einer Depression hingegen durchaus vorhanden – leider vor allem solche, die wir als unangenehm empfinden. Manche Menschen haben zum Beispiel sehr starke Schuldgefühle. Sie fühlen sich sogar für Dinge schuldig, für die sie objektiv keine Schuld tragen. Einige fühlen sich sehr gereizt und ungeduldig und reagieren auch so auf andere Menschen. Sehr oft leiden Selbstwert und Selbstvertrauen stark, man fühlt sich „minder" und weniger wert als andere. Vielleicht trauen Sie sich weniger zu, auch bei Dingen, die Sie bislang mit großer Selbstverständlichkeit erledigt haben: etwa den Umgang mit Ihren Kindern oder Ihre beruflichen Aufgaben; den Haushalt oder den Umgang mit sozialen Kontakten. Eine Emotion, die leider in der Depression nicht weniger wird, ist die Angst. Viele Menschen haben neben den typischen depressiven Symptomen auch Angst, die sehr speziell sein kann (wie zum Beispiel die Angst vor Verarmung), aber auch eine unspezifische Angst, die sich in einer dauernden Anspannung zeigen kann.

So beeinflusst eine Depression das Denken

Das Denken und die Inhalte von Gedanken sind in einer Depression verändert. Für Dinge oder Themen, die Sie früher ansprachen, ist Ihnen das Interesse verloren gegangen. Die Gedanken können hoffnungslos sein, die Zukunft ist düster oder birgt wenige oder keine Versprechungen auf Veränderungen oder Besserung. Häufig zeigen sich Konzentrationsschwierigkeiten. Und die Aufmerksamkeit aufrechtzuerhalten, ist schwierig. Insgesamt sind Gedanken negativ und pessimistisch geprägt (mehr dazu im nächsten Kapitel, S. 31).

Ein sehr häufiges Thema in der Depression ist das Grübeln, das viele Menschen als besonders quälend empfinden. Grübeln unterscheidet sich vom Nachdenken dadurch, dass es nicht zu einer Lösung führt, sondern sich immer wieder um die gleichen Themen dreht, ohne einen Ausweg oder eine Lösung zu finden.

AUCH SUIZIDGEDANKEN SIND EIN SYMPTOM: Der Eindruck von Ausweglosigkeit kann sich in Gedanken über den Tod oder in Suizidgedanken äußern, was sowohl für Betroffene als auch für deren Angehörige sehr erschreckend sein kann. Falls Sie derartige Gedanken haben, sprechen Sie unbedingt mit jemanden darüber! Nutzen Sie die Adressen auf S. 25.

So verändert eine Depression das Verhalten

Wer depressiv ist, verhält sich anders als gewöhnlich. Dabei gibt es typische Muster. Viele Menschen ziehen sich aus dem Freundeskreis oder anderen sozialen Aktivitäten zurück. Vielleicht schaffen Sie es selbst, Pflichten zu erfüllen, die unbedingt erledigt werden müssen, aber wenig oder nichts führt dazu, dass Sie sich positiv aktiviert fühlen. Es kann auch sein, dass Sie zu den „hochfunktionierenden" Betroffenen zählen und nach außen eine sehr glaubhafte Fassade aufrechterhalten können, ohne zu zeigen, wie schlecht es Ihnen innerlich geht. Im Gegensatz dazu gibt es andere Fälle von Depression, bei denen die Betroffenen nicht mehr aus dem Bett kommen. Der Haushalt bleibt völlig liegen und die Pflege des eigenen Körpers wird vernachlässigt.

Das große Feld der körperlichen Symptome

Viele Menschen wissen nicht, dass Depressionen mit körperlichen Veränderungen einhergehen können. Darum bringen sie diese Symptome auch nicht in Zusammenhang mit der niedergedrückten Stimmung. Die innere Anspannung und der Dauerstress in einer Depression können aber zu vielfältigen Beschwerden führen.

Körperliche Veränderungen zeigen sich zum Beispiel beim Appetit. Manche Menschen müssen sich regelrecht zum Essen zwingen. Hier kann es zu erheblichem Gewichtsverlust kommen. Dazu können Verdauungsprobleme, Magendruck und Übelkeit gehören. Ein weiteres verbreitetes Problem sind Schlafstörungen wie Einschlafstörungen, Durchschlafstörungen sowie frühes morgendliches Erwachen, begleitet von Grübeln. Viele Betroffene beschreiben, dass sie morgens müde aufwachen. Sie fühlen sich nicht erholt. Vermehrtes Schlafen kommt ebenfalls vor, aber eher selten.

Häufig zeigt sich eine starke körperliche (und mentale) Erschöpfung, auch nach geringer Anstrengung. Die Schmerzempfindlichkeit kann sich verändern, zudem können Kopf- oder Rückenschmerzen und Muskelverspannungen auftreten, die dann zur Folge haben, dass Aktivitäten noch weiter eingeschränkt werden. Manche Menschen nehmen eine Enge in der Brust oder dem Hals wahr, berichten von Atemschwierigkeiten und Atemnot oder von Herzrhythmusstörungen und Herzrasen. Das kann sich bedrohlich anfühlen!

Ein weiteres Symptom ist die sogenannte psychomotorische Hemmung. Damit ist gemeint, dass Betroffene sich langsamer bewegen, langsamer sprechen, weniger Mimik und manchmal eine eher gebeugte, niedergedrückte Haltung zeigen. Dem gegenüber steht die „Agitiertheit“, die sich in äußerer und innerer Unruhe zeigt. Betroffene haben Schwierigkeiten, still zu sitzen, sie müssen sich bewegen und erleben eine große innere Anspannung. Das ist für sie oft schwer aushaltbar bis hin zur Unerträglichkeit. Weitere Symptome – die ebenfalls allein nicht für eine Depression sprechen, aber im

DIE SYMPTOME AUF EINEN BLICK

Folgende Anzeichen können nach ICD-11 auf eine Depression hinweisen.

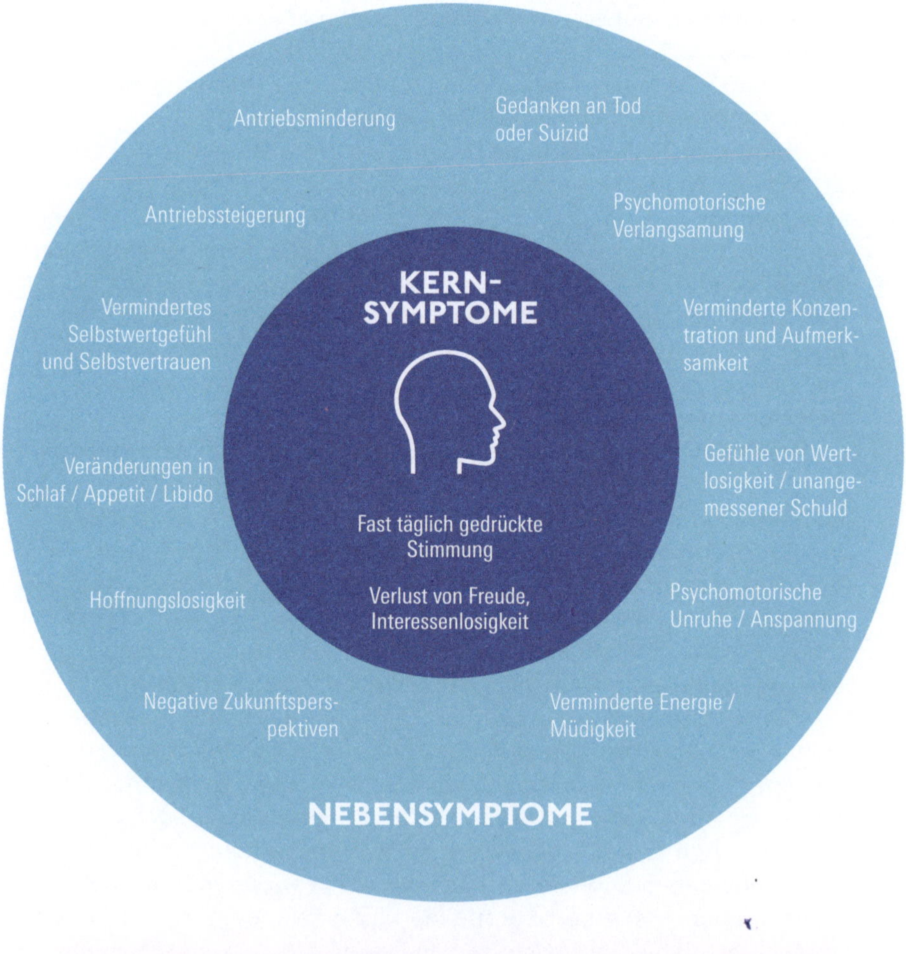

HAUPT- UND NEBENSYMPTOME

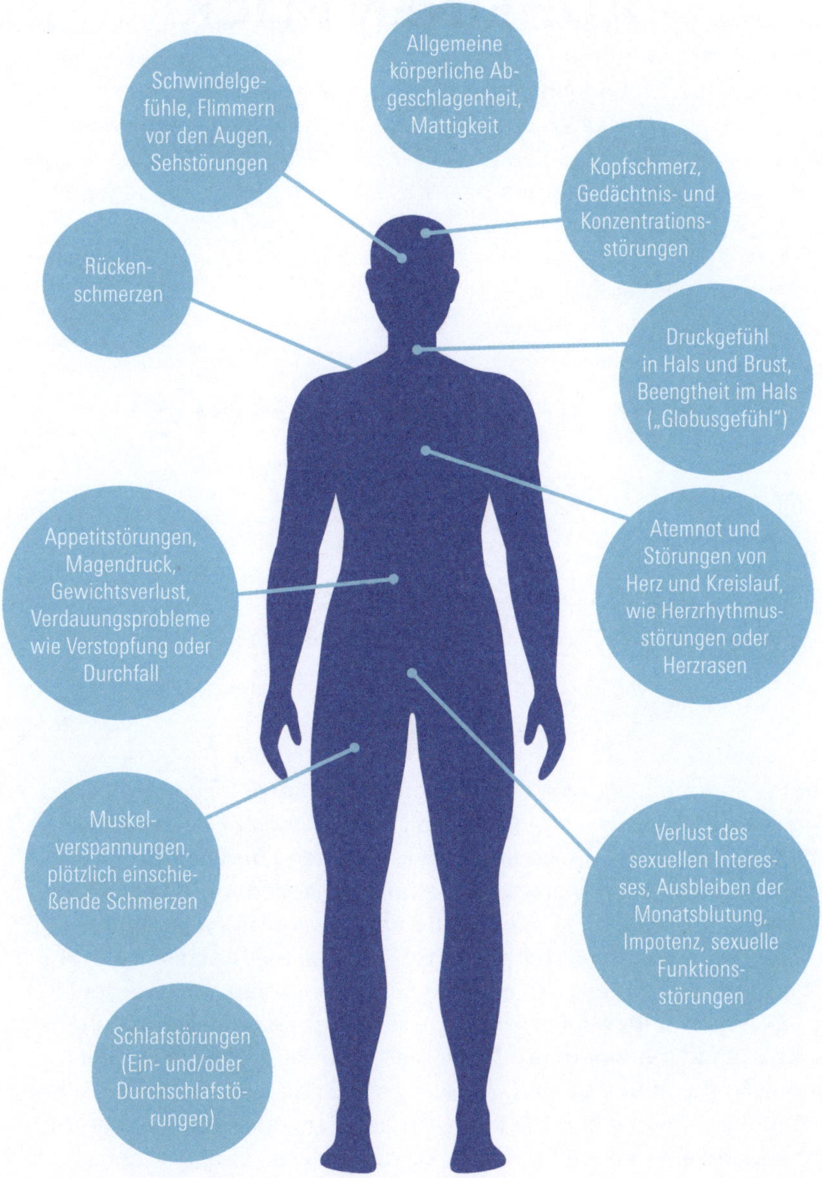

MÖGLICHE KÖRPERLICHE SYMPTOME

Zusammenhang damit auftreten können – sind kribbelige Beine und Arme, Taubheitsgefühle im Körper, Sehstörungen, Hitzegefühle und Schwitzen. Wenn hier keine Verbindung zur Stimmung und anderen Depressionssymptomen hergestellt wird, wirken solche Beschwerden bedrohlich, unerklärlich und führen zu Verunsicherung.

Was viele Menschen ebenfalls als einschneidend empfinden, ist das Versiegen der sexuellen Lust. Das kann sich zum Beispiel zeigen, wenn es mit dem Orgasmus oder der Erektion nicht mehr klappen will oder die Scheide zu trocken ist. Dies führt sehr häufig zu verstärkten Selbstzweifeln oder auch zu partnerschaftlichen Problemen und weiteren Belastungen.

Bin ich besonders gefährdet?

Depressionen können jeden treffen. In bestimmten Lebensphasen steigt jedoch das Risiko.

Egal wie alt man ist, welchem Geschlecht man sich zuordnet, wie hoch das Einkommen ist, ob man als Single in einer aufregenden Stadt oder mit der Familie auf dem idyllischen Land wohnt: Eine Depression kann jeden Menschen treffen. Die sogenannte Lebenszeitprävalenz, also das Risiko, im Laufe des Lebens an einer Depression zu erkranken, liegt bei 16 bis 20 Prozent. Das heißt, dass von 100 Menschen etwa 16 bis 20 in ihrem Leben betroffen sein werden.

Dennoch zeigt die Forschung, dass bestimmte äußere und innere Umstände mit einem größeren Risiko für die Entwicklung einer Depression verbunden sind. Äußere Umstände sind Faktoren in Ihrer Umgebung, etwa wenn Sie Ihren Arbeitsplatz oder einen nahen Angehörigen verlieren (siehe S. 16). Zu den inneren Umständen zählen genetische Risikofaktoren und Persönlichkeitsmerkmale.

Hier ergeben bestimmte Faktoren auf den ersten Blick eher Sinn als andere: Dass Einsamkeit das Risiko für die Entwicklung einer depressiven Episode erhöht, wirkt intuitiv schlüssig. Hingegen hinterlässt der Befund, dass Frauen innerhalb eines Jahres mehr als doppelt so oft wie Männer die Diagnose einer Depression erhalten, ein großes Fragezeichen. Und das nicht nur bei Ihnen! Diese Zahlen werden auch unter Fachleuten kontrovers diskutiert.

WERDEN FRAUEN NUR ÖFTER DIAGNOSTIZIERT?
Vielleicht sind Frauen gar nicht häufiger betroffen, sondern suchen nur öfter medizinische Hilfe auf. Es wird zudem diskutiert, ob die Erhebungsinstrumente stärker auf das Erkennen von Symptomen bei Frauen ausgerichtet sind.

Es gibt Umstände und Faktoren, die dem Risiko einer depressiven Episode entgegenwirken: Menschen in einer sicheren und wohltuenden Partnerschaft und mit weiteren liebevollen Beziehungen erkranken seltener an einer Depression. Auch ein gesicherter Arbeitsplatz, der Zugang zu höherer Bildung, ein eigenes Haus und das Leben auf dem Land gelten als Schutzfaktoren. Wenn Sie sich jetzt denken „Na toll, ich bin aber nun mal Single, habe bis vor Kurzem meine berufliche Ungebundenheit genossen und meine Honorare lieber in Konzerttickets als in einen Bausparvertrag gesteckt – soll ich das alles plötzlich ändern, um aus dem depressiven Sumpf herauszukommen?“, atmen Sie einmal tief durch: So bunt Lebensphasen und Lebensumstände sind, so bunt sind eben auch die unterschiedlichen Herausforderungen, die auf Sie warten – und so unterschiedlich kann sich für Betroffene eine Depression anfühlen. Das leuchtet ein, denn der Alltag mit 38 Jahren nach dem dritten Kind sieht anders aus als mit 75 Jahren nach dem Tod der Ehefrau. Auch die Herausforderungen und Aufgaben mit Mitte 20 zum Beginn des ersten Jobs sind andere als zur Zeit des Schulabschlusses. Und mal Hand aufs Herz: Wer fühlt sich heute noch genauso wie mit 15 Jahren beim ersten großen Liebeskummer? Das bedeutet im Umkehrschluss, dass der Umgang mit den Symptomen individuelle Herangehensweisen braucht und man nicht mit ein- und derselben Schablone für alles eine Lösung finden kann.

Auch zeichnen sich die sogenannten Übergangsphasen in Ihrem Leben durch eine Besonderheit aus: Neben der Veränderung halten sie auch das Risiko für Belastungen bereit. Das kann der Fall sein, wenn Sie nach der Schule von zu Hause ausziehen und die täglichen Anforderungen doch größer als erwartet sind. Oder Sie verlieren Ihren Arbeitsplatz oder eine Trennung scheint Ihnen aus heiterem

Himmel den Boden unter den Füßen wegzuziehen. So unterschiedlich all diese Erlebnisse auf Sie wirken, müssen sie auch nicht zwangsläufig zu einer Depression führen. Im Rückblick kann einem aber manchmal auffallen, wie vielfältig die (äußeren) Belastungen waren, die zur Entstehung einer Depression beigetragen haben.

Lebensphasen, in denen das Risiko steigt

Während der Schwangerschaft: Depressionen können auch während einer Schwangerschaft auftreten, man spricht dann von einer antepartalen Depression. Das Risiko hierfür (ebenso wie für Depressionen nach der Entbindung, auf die gleich genauer eingegangen wird) steigt, wenn eine Frau schon früher depressive Episoden oder Angststörungen hatte, aber auch, wenn sie nicht ausreichend Unterstützung hat oder die Partnerschaft belastet ist. Als Ursachen für Depressionen sowohl während als auch nach der Schwangerschaft werden in der Fachwelt unterschiedliche Mechanismen diskutiert: sich verändernde Hormonspiegel, neue Lebensumstände, die Konfrontation mit Rollenerwartungen als Mutter, zu wenig soziale Unterstützung oder die vielfältigen körperlichen Veränderungen, die mit Schwangerschaft und Entbindung einhergehen. Bei Betroffenen sollte eine solide Diagnostik durchgeführt und geprüft werden, ob eine medikamentöse und psychotherapeutische Behandlung notwendig ist. Und ja, Sie haben richtig gelesen: In einigen Fällen ist die Einnahme von Medikamente auch in der Schwangerschaft eine sinnvolle Entscheidung.

Nach der Entbindung: Leider kommt auch hier das Unglück selten allein: Wenn eine Frau schon während der Schwangerschaft an einer depressiven Episode gelitten hat, erhöht sich ihr Risiko für eine postpartale Depression. Wieder andere Frauen sehen sich nach der Entbindung zum ersten Mal in ihrem Leben mit einer depressiven Phase konfrontiert. Eine postpartale Depression ist etwas anderes als der sogenannte Babyblues, ein völlig normales Stimmungstief, das bei bis zu 80 Prozent der Frauen nach der Entbindung auftritt und nach einigen Tagen wieder abklingt – anders als eine depressive Episode. Diese sollte selbstverständlich behandelt werden. Eine besondere Rolle spielt dabei der Blick auf das Familiensystem. Wie geht es dem Baby? Gibt es weitere Schutzbefohlene? Wenn ja, sind sie gut versorgt? Wie geht es möglichen Partnern und Partnerinnen? Diese Fragen gut zu prüfen kann den Blick auf mögliche Unterstützung frei machen. Zudem gilt, auch nach Symptomen weiterer psychischer Erkrankungen Ausschau zu halten. Hierzu gehören beispielsweise Anzeichen einer Psychose oder Zwangsstörung. Beides kann vor allem die postpartale Depression begleiten oder als eigenständige Erkrankung auftreten. Ein Beispiel für Zwangssymptome ist etwa die Angst vieler Frauen, ihrem Kind unabsichtlich oder absichtlich einen Schaden zufügen zu können. Das kann Betroffene sehr erschrecken und geht nicht selten mit immensen Scham- und Schuldgefühlen einher. Als erster Schritt hilft es schon, über die Situation zu sprechen. Generell gilt gerade in dieser sensiblen Lebensphase, dass Betroffene sich bei Problemen und Auffälligkeiten aller Art nicht scheuen sollten, sich an medizinisches Fachpersonal zu wenden. Dazu gehören auch Hebammen und Gynäkologinnen. Der Verein Schatten & Licht informiert ausführlicher über diese Themen und weist auf Hilfeangebote hin: https://schatten-und-licht.de

Wechseljahre: Als Wechseljahre wird die Zeit der hormonellen Umstellung bezeichnet, die mit der letzten Periode endet. Frauen erleben diese Phase durchschnittlich zwischen dem 47. und 51. Lebensjahr. Typisch sind körperliche Symptome wie Hitzewallungen und Schlafstörungen, die für einige Frauen sehr belastend sein können. Aber durch den sinkenden Östrogenspiegel können auch psychische Symptome auftreten, das Risiko für depressive Episoden steigt also. Besonders gefährdet sind hier diejenigen, die schon zuvor in ihrem Leben an einer Depression oder Angststörung erkrankt sind. Auch starke körperliche Symptome der Wechseljahre oder andere körperliche Erkrankungen erhöhen das Risiko. Ebenso steigt mit Stress durch Lebensereignisse („life events") die Gefahr. Die gute Nachricht: Etablierte antidepressive Behandlungsmethoden sind auch bei Depressionen hilfreich, die in Zusammenhang mit den Wechseljahren stehen.

Depressionen im Alter: Die Übergangsphase des Älterwerdens wartet auf jeden von uns und mit steigendem Lebensalter verändern sich die Anforderungen an die psychische Gesundheit. Klare Herausforderungen können der Renteneintritt, der Verlust von Angehörigen oder eine sinkende körperliche Belastbarkeit sein. Hinzu kommt, dass sich viele Menschen im Alter einsam fühlen. Wer stets gearbeitet hat, konnte vielleicht im Job das Gefühl von Gemeinschaft erleben. Spätestens mit der Berentung stellt sich die Frage: „Wie kann ich außerhalb der Arbeit meine Kontakte pflegen?" Ist man nicht mehr so mobil, wird vielleicht schon die Fahrt zum wöchentlichen Chorabend problematisch. So muss Stück für Stück auf immer mehr Spaß verzichtet werden. Es überrascht daher nicht, dass im höheren Lebensalter depressive Störungen die häufigste psychische Erkrankung darstellen. Wenn Sie betroffen sind, kann es helfen, sich über Möglichkeiten zur Verbesserung Ihrer Lebensqualität Gedanken zu machen: Wie können Sie Ihren Alltag aktiv gestalten? Welche Stolpersteine stehen Ihnen dabei im Weg? Zusätzlich müssen die körperliche Beschwerden mitberücksichtigt werden. Das erfordert einen geschulten Blick auf Ihre Grunderkrankungen, Ihre Medikamentenliste und Ihr Versorgungssystem. Professionelle Hilfe kann hierbei Ihre unterschiedlichen Bedürfnisse berücksichtigen: Habe ich Unterstützung in der Versorgung zu Hause und wenn ja, reicht mir das? Wie wird mein Bedarf in ein paar Monaten und in fünf Jahren aussehen? Als erster wichtiger Schritt lohnt es sich, genau diese Fragen zu formulieren.

Trauer – oder doch Depression?

Wer einen nahestehenden Menschen verloren hat, für den ist es völlig normal und angemessen, zu trauern. Wir trauern auch, wenn wir etwas Wichtiges verloren haben, zum Beispiel die Heimat. Diese Trauer kann sehr viel Zeit brauchen, sie ist kein gerader Prozess, den man einfach irgendwann abschließt.

Wichtig ist nun an dieser Stelle, die Ähnlichkeiten und Unterschiede zwischen Trauer und Depression zu verstehen, zum Beispiel damit jemand, der in der Trauer auch eine Depression entwickelt, behandelt werden kann. Ähnlichkeiten können neben der Niedergeschlagenheit und Freudlosigkeit auch Schlafschwierigkeiten, Antriebslosigkeit oder Appetitlosigkeit sein.

Es gibt aber auch Unterschiede. Die im Folgenden genannten sind als Orientierungshilfe gedacht, da Trauern ein individueller Prozess ist, der sich von Mensch zu Mensch stark unterscheiden kann. Skizziert werden die typischen Trauererscheinungen, wie sie der „normalen" Trauer zugeschrieben werden. Doch auch die lang

WAS IST MIT BURNOUT?

Burnout wird in der medizinischen Praxis anders betrachtet als eine Depression, hängt aber eng damit zusammen.

- Stress am Arbeitsplatz: Ein Burnout ist eine Folge von chronischem Stress am Arbeitsplatz, der von den Betroffenen nicht erfolgreich bewältigt wurde.
- Gefühl der Erschöpfung: Ein Burnout zeichnet sich durch starke Gefühle der Energielosigkeit und der Erschöpfung aus. Wie der Begriff schon verrät, fühlen Betroffene sich „ausgebrannt".
- Negative Einstellung zur Arbeit: Typisch für ein Burnout sind eine erhöhte geistige Distanz zur Arbeit oder Gefühle von Negativismus (im Sinne einer Verweigerung) oder Zynismus in Bezug auf die Arbeit.
- Gefühl, nicht genug zu leisten: Bei vielen Betroffenen liegt auch ein Gefühl der Ineffektivität vor (also nicht genug zu schaffen) oder sie haben den Eindruck, ihre Leistung sei mangelhaft.
- Nur im Job: Von einem Burnout wird nur im beruflichen Zusammenhang gesprochen, nicht zur Beschreibung von Erfahrungen in anderen Lebensbereichen. (Ob diese Abgrenzung sinnvoll ist, wird allerdings von Fachleuten diskutiert.)

Burnout ist ein sehr häufig genutzter Begriff und wird in der Presse, in Internetartikeln und von Laien manchmal synonym mit Depression verwendet. Vermutlich kommt es deshalb dazu, weil es weniger scham- und schuldbesetzt ist, aufgrund von harter Leistung am Arbeitsplatz auszufallen als aufgrund einer als „Schwäche" empfundenen Depression. Im Klassifikationssystem ICD-11 (S. 6) wird Burnout aufgeführt, jedoch stellt es keine eigenständige Krankheit dar. Burnout ist ein Risikofaktor für die Entwicklung einer depressiven Episode, gleichzeitig kann er ein Hinweis auf eine zugrunde liegende Depression sein. Auch bei einem Burnout ist es für Betroffene wichtig, die eigene Belastung ernst zu nehmen. Viele Hinweise aus diesem Buch – nicht zuletzt auch der Rat, sich Fachleuten anzuvertrauen – gelten ebenso bei Burnout. Tipps aus arbeitsrechtlicher Sicht zum Umgang mit psychischen Problemen im Job erhalten Sie in Kapitel 6 (S. 151).

anhaltende und belastendere Form der Trauer, die „komplizierte Trauer" unterscheidet sich von der Depression und benötigt deshalb einen anderen (psychotherapeutischen) Umgang.

1 **QUALITÄT DES SEELISCHEN LEIDS.** Qualität und Dauer der gedrückten Stimmung unterscheiden sich. So erleben viele Menschen Trauer als einen Prozess, der wellenartig passiert. Der Kummer kommt mit einem starken Höhepunkt, ebbt aber auch wieder ab. Und die meisten Betroffenen erleben zwischen diesen Wellenkämmen auch positive Momente, können lächeln oder manchmal lachen. Die Depression zeigt sich hingegen häufig als gleichbleibend schlimm, als ein Zustand von Gefühllosigkeit – und Aufmunterung von außen trägt keine Früchte.

2 **EMPFINDEN, DIE GEFÜHLE BEEINFLUSSEN ZU KÖNNEN.** Menschen in Trauer begeben sich häufig sehr bewusst in die traurigen Momente, zum Beispiel, weil sie sich der verstorbenen Person auf diese Weise wieder nah fühlen können. Oder sie sind sehr gut darin, die Trauer auf den Feierabend zu verschieben, um so den Verpflichtungen im Alltag noch einigermaßen gerecht zu werden. Im Gegensatz dazu fühlen sich Menschen mit Depressionen der negativen Stimmung ausgeliefert und haben selten den Eindruck, diese beeinflussen zu können.

3 **INHALTE VON GEDANKEN UND SELBSTWERT.** Die Gedanken von Trauernden befassen sich oft mit dem verstorbenen Menschen, manchmal mit den Todesumständen und der Vorstellung, die Zukunft ohne diese Person bestreiten zu müssen. Die Gedanken von Depressiven sind hingegen durch eine negative Selbstsicht, geringe Erwartungen an andere und an die Zukunft (siehe Kapitel 2, S. 27, kognitive Triade) geprägt. Und dies zeigt sich häufig in quälenden Grübelschleifen. Der Unterschied liegt zudem darin, dass Trauernde ein intaktes Selbstwertgefühl haben, das bei Depressiven stark gemindert ist.

Haben Ihnen diese Beschreibungen geholfen, den Unterschied beider Aspekte zu verstehen? Wenn Sie sich nicht sicher sind, ob es sich bei Ihnen um Trauer oder schon um eine Depression handelt, empfiehlt sich auch hier, dass Sie sich an eine Fachperson wie etwa einen Psychiater oder Psychotherapeuten wenden (siehe ab S. 57).

Bin ich tatsächlich depressiv?

Gewissheit gibt es nur bei Fachleuten. Erfahren Sie, worauf diese bei der Diagnostik achten.

„Wenn ich selber denke, dass ich depressiv bin, bin ich es dann auch?" Nicht unbedingt. Auch von Selbstdiagnosen mithilfe von Fragebögen im Internet raten wir ab. Die Diagnose sollte stets von Fachleuten gestellt werden. Suchen Sie auf jeden Fall einen Arzt oder eine Ärztin auf – in der Regel ist die erste Ansprechperson die Hausärztin oder der Hausarzt (siehe S. 58). Dennoch lohnt es sich, sich mit den eigenen Symptomen auseinanderzusetzen. Das kann helfen, sich mit Fachleuten darüber auszutauschen, ob die eigene Vermutung stimmt.

ZWEI-FRAGEN-TEST: Fühlten Sie sich im letzten Monat häufig niedergeschlagen, traurig, bedrückt oder hoffnungslos? Hatten Sie im letzten Monat deutlich weniger Lust und Freude an Dingen, die Sie sonst gerne tun? Wenn Sie beide Fragen mit „Ja" beantworten, sollten Sie ärztliche oder psychotherapeutische Hilfe in Anspruch nehmen, um abzuklären, ob eine Depression vorliegt.

Und so geht es dann zum Beispiel weiter: Ihr Arzt wird ein ausführlicheres Gespräch mit Ihnen führen, in dem andere relevante Symptome und auch zeitliche Zusammenhänge erhoben werden. Einige Behandler oder Behandlerinnen werden Gesprächsleitfäden nutzen, um den Gedankenaustausch mit Ihnen strukturiert zu führen. Außerdem kann es sehr gut sein, dass Ihnen Fragebögen zur Beschreibung der Problematik vorgelegt werden. Fachleute sind dazu befähigt, zu prüfen, ob eventuell eine andere oder eine weitere Diagnose (etwa eine Angsterkrankung) zutreffen kann.

Depressionen unterscheiden sich in Schweregrad, Dauer und Häufigkeit. Auch die Anzahl wahrgenommener Symptome und damit verbundener Einschränkungen ist individuell und ändert sich im

VERLÄUFE UNIPOLARER DEPRESSIVER STÖRUNGEN

Depressionen unterscheiden sich von Person zu Person. Bei vielen Menschen zeigen sich verschiedene Phasen: normale Stimmung und depressive Phasen können sich abwechseln.

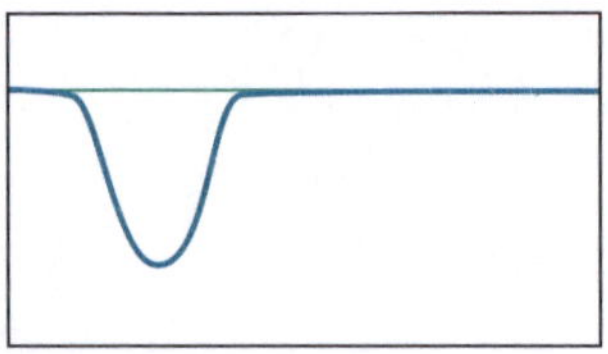

Einzelne depressive Episode: Nach dem Abklingen der Episode ist die Person dauerhaft ohne Beschwerden.

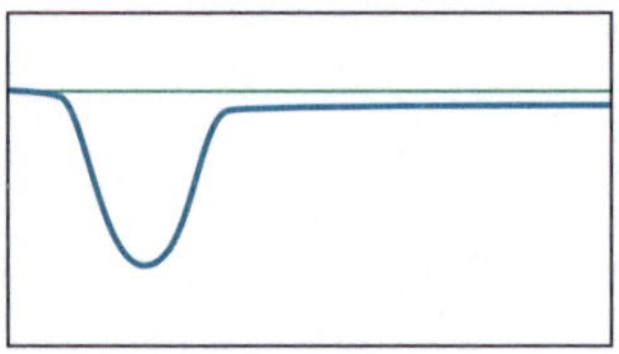

Depressive Episode mit unvollständiger Remission: Nach dem Abklingen des Tiefs geht es der Person besser, aber nicht so gut wie vor der Erkrankung.

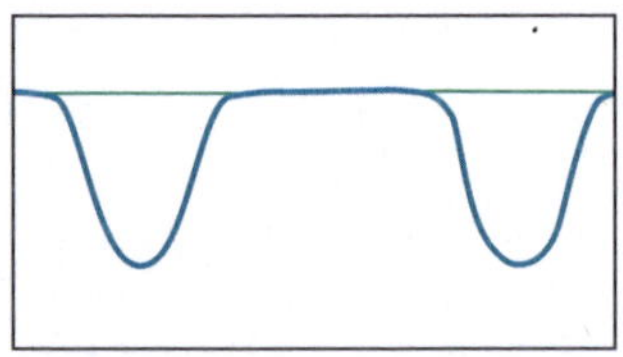

Rezidivierende depressive Störung: Die Depression ist kein einmaliges Ereignis, sondern kommt wiederholt vor. Das betrifft etwa Menschen, die unter saisonalen Depressionen leiden.

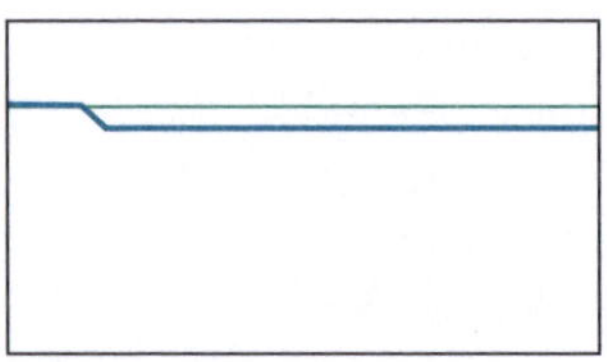

Dysthymie: Dabei handelt es sich um eine lang anhaltende (mehr als zwei Jahre) Verstimmung, die aber nicht das Vollbild einer Depression erfüllt.

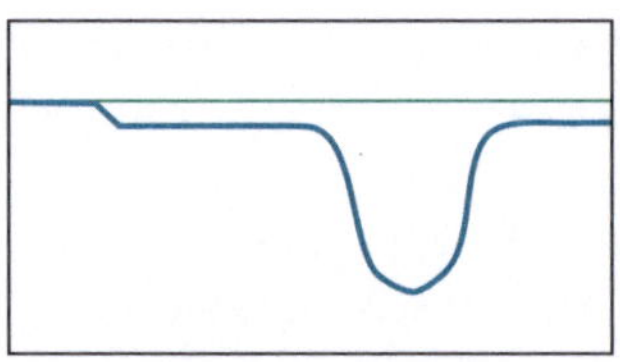

Depressive Episode mit vorausgegangener Dysthymie („double depression"): Zur Dysthymie kommt eine depressive Episode hinzu.

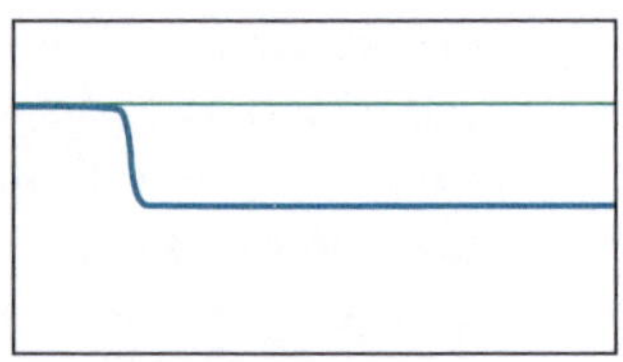

Chronofizierte Depression: Dies wird diagnostiziert, wenn die depressive Episode länger als zwei Jahre anhält.

Verlauf. Die Diagnose Depression wird nur dann gestellt, wenn mindestens fünf Symptome vorliegen, darunter mindestens ein Hauptsymptom und mindestens vier Nebensymptome oder zwei Hauptsymptome und drei Nebensymptome (siehe S. 10), und bereits seit mindestens 14 Tagen anhalten. Besonderheiten sind psychotische Symptome, die zum Beispiel in Form von Halluzinationen auftreten können. Ist das der Fall, spricht man immer von einer schweren depressiven Episode.

Eine Depression wird als „unipolar" bezeichnet, wenn sich im Verlauf der Erkrankung keine starken Stimmungsausschläge nach oben zeigen (es gibt auch „bipolare" Verläufe, S. 22). Es kann sein, dass man eine einzelne depressive Episode im Leben erlebt und danach wieder vollständig genesen ist. Das nennt man dann vollständige Remission. Bei einer bleibenden, leichteren Einschränkung spricht man von einer Teilremission. Hält die depressive Episode bereits mehr als zwei Jahre an, sprechen Fachleute von einer „chronifizierten" Depression.

Verläufe von Depressionen: Meistens wird es besser

Sind Depressionen heilbar? Auf jeden Fall sind sie in aller Regel gut behandelbar. Viele depressive Episoden klingen wieder ab. Viele Menschen erleben auch nur eine einzige depressive Episode in ihrem Leben. Bei mehrfachen, schweren Episoden sinkt zwar die Wahrscheinlichkeit einer vollständigen Genesung, doch auch bei diesen Betroffenen kann sich durch die Behandlung die Symptomatik verbessern. Viele Betroffene berichten aber auch davon, dass sie mehrfach solche seelischen Tiefs, auch von unterschiedlicher Stärke, erlebt haben. Dann spricht man von einer rezidivierenden, also einer wiederauftretenden, Depression. Ein Beispiel ist die Winter-Depression – eine Form der saisonal beeinflussten Depression in der dunkleren Jahreszeit. Die Winter-Depression ist häufig nicht so schwer ausgeprägt wie andere depressive Episoden und geht eher mit untypischen Symptomen wie vermehrtem Schlaf und größerem Appetit einher. Manche Menschen berichten jedoch auch, dass sie sich im Frühjahr besonders niedergeschlagen fühlen, weil um sie herum das Leben ausbricht und sie besonders deutlich mit den eigenen Einschränkungen konfrontiert sind.

NUR KEINE LUST ODER WIRKLICH ENERGIELOS? Sie können die Diagnostik unterstützen, indem Sie sich jeden Abend notieren: Bin ich heute Morgen gut hochgekommen? Hatte ich Interesse oder Freude an meinen Tätigkeiten? War ich müde oder hatte ich das Gefühl, keine Energie zu haben? Das Ergebnis können Sie mit Ihrem Arzt oder Ihrer Psychotherapeutin besprechen.

Eine weitere Form der Depression ist die Dysthymie. Sie wird den depressiven Störungen zugeordnet und ist ebenfalls belastend. Eine Dysthymie ist immer lang anhaltend (Diagnosekriterium ist eine Dauer von mindestens zwei Jahren), jedoch in der Ausprägung und der Fülle der Symptome nicht so stark wie eine depressive Episode. Es handelt sich also um eine langfristig belastende negative Verstimmung, die ebenfalls von einer Fachperson diagnostiziert werden sollte. Von einer „double depression" spricht man, wenn zu einer bereits vorhandenen Dysthymie eine depressive Episode hinzukommt. All diese Formen werden der unipolaren Depression zugeordnet.

Wenn die Stimmung ein deutliches Auf und Ab ist

Wenn sich depressive Phasen, also solche mit niedergedrückter Stimmung, mit Phasen von deutlichem Hochgefühl, Euphorie oder auffällig hohem Antrieb abwechseln, spricht man nicht mehr von unipolaren Depressionen. Sollten Sie das bei sich beobachten, ist es sehr wichtig, dies dem Arzt oder der Ärztin mitzuteilen, auch wenn nicht direkt danach gefragt wurde. Hier könnte eine bipolare Symptomatik vorliegen.

Die bipolare Störung wird manchmal auch als „manisch-depressive Erkrankung" bezeichnet und meint eine Symptomatik, die sich in zwei Extremen zeigt: Betroffene wechseln zwischen depressiven Tiefs und manischen Hochgefühlen. Eine Variante dieser Störung kann sich in sogenannten „hypomanischen" Phasen zeigen. Diese sind deutlich abgeschwächt, ähneln aber den zuvor genannten Symptomen. Betroffene nehmen sich häufig als „besonders gut drauf" wahr, sie sind leistungsfähiger und empfinden diese Phasen nicht als problematisch.

Wenn diese Symptome vorliegen, muss die betroffene Person anders versorgt werden: Sowohl die psychotherapeutische als auch die medikamentöse Behandlung unterscheiden sich von der einer unipolaren Depression. Aufgrund der Komplexität geht dieser Ratgeber nicht genauer auf diese Erkrankung ein.

Oft kommt der Kummer nicht allein

Neben einer depressiven Episode können weitere Erkrankungen vorliegen. Diese können den Körper, die Psyche oder beides zusammen betreffen.

Die Forschung zeigt es: Es gibt einen deutlichen Zusammenhang von depressiven Störungen mit anderen psychischen Erkrankungen. Hier zu nennen sind Angst-, Panik- und Zwangsstörungen, Abhängigkeiten, Essstörungen, somatoforme Störungen und Persönlichkeitsstörungen. Ganz schön viel, denken Sie sich nun.

Die Diagnostik sollte also nicht nur eine Depression in den Blick nehmen. Wichtig ist hier, in welcher Reihenfolge Ihre Symptome aufgetreten sind. Daraus können sich Konsequenzen für Ihren weiteren Umgang mit Ihrer Erkrankung ergeben. Suchterkrankungen machen oft zunächst eine Entzugsbehandlung notwendig, ohne die sich Ihre Depression nicht langfristig verbessern kann. Bei Angsterkrankungen führt häufig das Vermeidungsverhalten zu depressiven Symptomen. Die gute Nachricht: Allein durch die Behandlung der Begleiterkrankung können sich viele Symptome Ihrer Depression verbessern. Hierzu können auch bestimmte Medikamente beitragen.

Liegt eine Depression vor, erhöht sich auch das Risiko, eine körperliche Erkrankung zu entwickeln, etwa Herz-Kreislauf- und Lungen-Erkrankungen, Diabetes, Krebs oder Magengeschwüre. Dieser Zusammenhang zeigt sich auch andersrum: Leidet man an bestimmten körperlichen Krankheiten, hat man ein höheres Risiko an einer Depression zu leiden oder diese zu entwickeln. Das unterstreicht das

Zusammenspiel des körperlichen und des psychischen Befindens. Eine wichtige Take-Home-Message für Sie lautet deshalb: Die körperliche Seite darf bei der Behandlung einer Depression nicht vergessen werden, genauso wie die psychische Gesundheit auch bei körperlichen Krankheiten eine große Rolle spielt!

DIE HENNE-EI-FRAGE: Was war zuerst da: die körperliche Erkrankung oder die Depression? Fühlen Sie sich darin bestärkt, dieser Frage nachzugehen. Die Antwort kann ein notwendiger Baustein sein, um Ihre Krankengeschichte besser zu verstehen und wichtige Entscheidungen zu treffen. Oft ist es hilfreich, dabei den Austausch mit einer Person vom Fach zu suchen, um über ein für Sie passendes, gutes Vorgehen zu beraten.

Fragen, die im Zusammenhang mit Begleiterkrankungen aufkommen, lauten: Können gleichzeitig sowohl die Depression und die andere Erkrankung behandelt werden oder muss eine der Erkrankungen zuerst in den Blick genommen werden? Wenn letzteres zutrifft: Was ist dringender? Weisen notwendige Medikamente Wechselwirkungen miteinander auf? Verschlimmert ein Medikament gegen die eine Erkrankung vielleicht sogar die andere Erkrankung? Wenn ja, wie können Sie und Ihr Behandlungsteam damit umgehen? In vielen Fällen gibt es gute Alternativen, über die das Fachpersonal Sie informieren kann.

Auf der anderen Seite kann es auch sein, dass mit dem Beginn einer wirksamen Therapie gegen die eine Erkrankung mehrere Fliegen mit einer Klappe geschlagen werden. Um nur ein Beispiel zu nennen: Ein Bewegungsprogramm, das Sie gegen die Depression starten, wird auch Übergewicht und Diabetes mellitus vorbeugen. Ihre Herz-Kreislauf-Gesundheit und Ihre Stimmung werden ebenfalls davon profitieren.

Fassen Sie daher den Mut, einen umfassenden Blick für sich und Ihre Bedürfnisse zu entwickeln!

HILFE BEI SUIZIDGEDANKEN

Suizidgedanken und -impulse sind gefährliche Symptome der Depression. Holen Sie sich sofort Hilfe!

Denken Sie manchmal daran, Ihrem Leben ein Ende zu setzen? Dann sollten Sie sich so schnell wie möglich Hilfe holen. Machen Sie sich klar, dass Suizidgedanken ein Symptom der Krankheit sind. Leider fördert das depressive Denken den Eindruck der Ausweglosigkeit. Die Idee, dass auch die Zukunft keine Verbesserungen bereithält, und die großen Zweifel an den eigenen Fähigkeiten können das Gefühl von Lebensmüdigkeit hervorrufen. Dies kann dazu führen, dass Sie davon ausgehen, eine große Last für andere zu sein, oder dass es keine Hoffnung mehr auf Veränderung gibt und dass es eine Lösung wäre, das eigene Leben zu beenden. Reden Sie unbedingt mit Menschen darüber, die es gut mit Ihnen meinen!

Wenn Sie sich in einer akuten Krise befinden, ist es sehr wichtig, sofort Schritte einzuleiten, die zu Ihrem Schutz dienen. Wenn Sie lebensmüde Gedanken haben oder den Impuls, sich auf eine andere Weise selbst zu schaden, holen Sie sich **jetzt** Unterstützung. Sie können sich an Ihre behandelnde Ärztin oder Psychotherapeutin wenden oder in eine Klinik fahren. Es ist vollkommen in Ordnung und angebracht, den Notarzt zu rufen. Auf der Webseite der Deutschen Depressionshilfe finden Sie ein Verzeichnis von Krisendiensten, die auch per E-Mail oder Chat erreichbar sind, anonym und kostenlos. Greifen Sie jetzt zum Telefon, wählen Sie eine der folgenden Nummern:

NOTRUF- UND KRISENNUMMERN

DEUTSCHLAND

📞 0800/111 0 111 oder 0800/111 0 222
täglich, 0 – 24 Uhr
🌐 telefonseelsorge.de

Kinder- und Jugendtelefon

📞 11 61 11
Mo. bis Sa. 14 – 20 Uhr
🌐 nummergegenkummer.de

Elterntelefon

📞 0800 11 10 55 0
Mo. bis Fr. 9 – 17 Uhr, Di. + Do. bis 19 Uhr
🌐 nummergegenkummer.de

ÖSTERREICH

📞 142
täglich, 0 – 24 Uhr
🌐 telefonseelsorge.at

SCHWEIZ

📞 143
täglich, 6 – 11 Uhr
🌐 143.ch

NOTARZT

📞 112

DIE DEPRESSION VERSTEHEN

Warum erwischt es ausgerechnet mich? Viele Betroffene stellen sich diese Frage. Wer begreift, was im Inneren passiert, findet leichter seinen Weg aus der Depression.

Wieso hängt eine dunkle Wolke über mir?

Verschiedene Erklärungsmodelle veranschaulichen, was sich bei Menschen mit Depressionen auf gedanklicher Ebene abspielt.

Eines vorweg: Keines der im Folgenden vorgestellten Erklärungsmodelle kann einen Anspruch auf Vollständigkeit erheben, keines deckt sämtliche Aspekte der Entstehung einer Depression ab. Dennoch werden Sie vermutlich feststellen, dass Sie sich in einigen dieser Theorien wiedererkennen.

Viele der Theorien beziehen sich auf innerliche, sogenannte intrapsychische Vorgänge. Diese werden aber nicht in allen Kulturen weltweit als „Depression“ bezeichnet. Die Idee von Krankheit und Gesundheit ist kulturabhängig, und wenn in Deutschland von „Depression“ gesprochen wird, finden sich in anderen Kulturen andere Bezeichnungen, die zum Beispiel eher die körperlichen Merkmale der Belastung beschreiben oder von anderen Symptomzusammensetzungen ausgehen.

In den 1960er-Jahren gab es mehrere Forscherinnen und Forscher, die sich den bewusst zugänglichen Gedanken zugewandt und diese systematisch untersucht haben. Aaron Becks Beitrag zur Erforschung der Depression spielt auch heute noch eine wichtige Rolle. Er entwickelte das Konzept der kognitiven Triade. (Der Begriff „kognitiv“ leitet sich vom Lateinischen „cognoscere“ ab, was „erkennen“ bedeutet.)

Hinter diesem Konzept steht die Beobachtung, dass betroffene Menschen im Denken drei typischen Mustern folgen und diese dazu führen, dass die Sicht auf sich selbst, auf die Umwelt und die Zukunft auf eine individuelle Weise sehr negativ gefärbt ist. An dieser Stelle darf der Hinweis nicht fehlen, dass nicht alle Menschen, die unter Depressionen leiden, die Elemente der kognitiven Triade in allen Lebensbereichen wahrnehmen. Es ist jedoch kein Zufall, dass sich hier einige der in Kapitel 1 beschriebenen Symptome wiederfinden lassen:

1 DIE SICHT AUF SICH SELBST. Der betroffene Mensch hält sich für mangelhaft und führt das darauf zurück, dass er in mehreren Bereichen dem gängigen oder einem individuell deutlich überzogenen Anspruch nicht entspricht. Das kann sich auf Fertigkeiten, Fähigkeiten und das eigene Handeln, aber auch auf psychische, körperliche oder moralische Mängel seiner selbst beziehen. Daraus zieht er den Schluss, nicht liebenswert, nicht begehrenswert oder sogar wertlos zu sein. Betroffene tendieren dazu, von sich selbst nicht viel zu erwarten, von sich enttäuscht zu sein und vor allem die eigenen Schwächen und das eigene Versagen zu sehen. Das kann sich auch so ausdrücken, dass eine Person davon ausgeht, es nicht verdient zu haben, dass es ihr besser geht, dass es normal und angemessen sei, wenn andere Menschen nicht freundlich zu ihr seien, oder dass sie selbst Schuld dafür trage, wenn es ihr schlecht geht.

2 DIE SICHT AUF DIE UMWELT. Hier geht es darum, wie man die Umwelt und die Mitmenschen wahrnimmt. Diese sind vor allem eine Quelle für Enttäuschungen. Von anderen sei nicht viel zu erwarten, gleichzeitig nehmen Betroffene die Umwelt als anspruchlich und mit hohen Erwartungen an sie wahr. Die eigenen Erfahrungen werden unter einem schlechten Licht gesehen, so als lauerten überall Enttäuschungen, Niederlagen und Stolpersteine. Man schätzt Situationen negativ ein, selbst wenn für Außenstehende auch neutrale oder positivere Interpretationen einleuchtend sind.

3 DIE SICHT AUF DIE ZUKUNFT. Die Erwartungshaltung ist, dass es mit den persönlichen Erfahrungen schlecht weitergeht: Schwierigkeiten seien lang anhaltend, es werde mühselig bleiben, mit unbezwingbaren Herausforderungen. Auch die eigenen Fähigkeiten werden sich in der Zukunft nicht verbessern, Aufgaben werden nicht leichter fallen.

Wie wirkt es sich aus, so zu denken? Zunächst einmal führen diese Muster dazu, dass Betroffene wenig Antrieb entwickeln, ihre Lage zu verändern. Ist das paradox? Vielleicht. Gerade weil man hoffnungslos ist, weil man sich auf sich selbst und die Umwelt nicht verlassen kann, fehlt der Mut zur Veränderung. Hier entstehen sogenannte motivationale Folgen, anstrengende Situationen zu vermeiden. In anderen Situationen zeigen sich das Bedürfnis zu fliehen oder die Schwierigkeit, Entscheidungen zu fällen.

Depressiv ist, wer depressiv denkt?

Kognitive Erklärungsmodelle zeichnen sich dadurch aus, dass die Entstehung und Aufrechterhaltung einer Depression der Art zu denken zugeschrieben wird. Auch wenn dies keinesfalls der einzige Grund ist, eine Depression zu entwickeln, leuchten die Ansätze ein. Vielleicht finden Sie sich in dem ein oder anderen Aspekt wieder.

ES GEHT NICHT UM SCHULD! Ein Nachteil der kognitiven Ansätze ist, dass viele die Schuld bei sich selbst suchen oder diese Ansätze als Schuldzuweisung verstehen. Es gibt aber Gründe, so zu denken, und ganz sicher sucht sich niemand bewusst aus, negativ zu denken, damit es ihm oder ihr schlecht geht.

Bei festen Denkmustern sprechen Fachleute auch von „Schemata". Alle Menschen haben bestimmte kognitive (und auch emotionale) Schemata, das hat etwas mit Vereinfachung und Effizienz zu tun. Folgendes Beispiel veranschaulicht das: Wenn man jedes Mal überlegen müsste „Ich sehe einen großen Gegenstand auf mich zukommen, er hat einige Fenster und Türen, es gibt Räder, im Inneren sitzt eine Person – es muss ein Auto sein!", würde das sehr viel gedankliche Kapazität beanspruchen. Diese Kapazität brauchen wir aber, um komplexe Zusammenhänge verarbeiten zu können. Daher denken wir in Mustern oder Schemata. Ein typisches Schema wäre: „Da kommt ein Auto, ich muss aus dem Weg, sonst könnte ich verletzt werden." Diese Muster laufen automatisch und unbewusst ab. Wir brauchen diese Schemata, um die Welt um uns herum einzuordnen und zu bewerten. Genauso gibt es automatisierte Muster oder Schemata, wie wir uns selbst sehen, was wir von der Zukunft oder unserem Umfeld erwarten.

Die kognitiven Ansätze erklären das Denken depressiver Menschen mit ungünstigen, im Laufe der Zeit erworbenen Denkmustern oder Schemata. Diese bestimmen, wie Menschen Erfahrungen und Wahrnehmungen strukturieren. Sie können über längere Zeit inaktiv sein, aber durch Ereignisse in der Umwelt (etwa bei steigendem Stress) reaktiviert werden.

Auf S. 30 finden Sie eine Auswahl von typischen kognitiven Schemata (oder fehlerhafter Informationsverarbeitung) der Depression. Das Konzept der ungünstigen Denkmuster spielt eine wichtige Rolle in der Verhaltenstherapie und wird mit den Methoden der

ACHT TYPISCHE KOGNITIVE SCHEMATA

Wer die Denkmuster der Depression versteht, kann sie leichter durchbrechen.

- Willkürliche Schlussfolgerungen. Bestimmte Schlüsse werden gezogen, obwohl es keine Beweise dafür gibt, dass diese Schlüsse gerechtfertigt sind: „Damit fange ich gar nicht erst an, das schaffe ich sowieso nicht, dafür bin ich zu dumm."

- Selektive Verallgemeinerungen. Einzelne negative Aspekte werden herausgegriffen und überbetont. Dadurch können andere, positive Aspekte nicht mehr in Betracht gezogen werden: „Meine Kollegin hat mir negatives Feedback wegen der letzten Sitzung gegeben. Das beweist, dass meine ganze Arbeit nichts wert ist." Aber auch: „Mein Kollege hat einen Fehler gemacht, er ist dumm."

- Personalisieren. Umstände, die nicht zwingend mit der eigenen Person zu tun haben, werden stark auf sich selbst bezogen: „Es ist schlechte Stimmung im Büro, ich habe sicher etwas falsch gemacht."

- Katastrophisieren. Man sagt einen schlimmen Ausgang vorher, ohne andere Möglichkeiten in Betracht zu ziehen: „Wenn ich zum Treffen gehe, werde ich es dort nicht aushalten." „Ich werde in der Prüfung versagen."

- Abwertung des Positiven. Lob und gute Rückmeldungen kommen gar nicht an oder werden abgewehrt: zum Beispiel bei einem Kompliment über die Kleidung: „Das ist schon ganz alt und war runtergesetzt." Wenn die Arbeit gelobt wird: „Das ist gut geworden, aber nur, weil ich Hilfe hatte."

- Schwarz-Weiß-Denken. Alle Erfahrungen werden in zwei entgegengesetzte Kategorien eingeteilt, es gibt keine Abstufungen, keine Grautöne: nur sauber oder schmutzig, versagen oder gewinnen, falsch oder richtig. „Ich habe heute vergessen, meinen Kindern das Pausenbrot mitzugeben, ich bin ein schlechter Vater." „Ich habe heute einen Fehler gemacht, ich bin völlig falsch in diesem Job."

- Emotionale Beweisführung. Gefühle und Intuition werden als sicheres Wissen behandelt, ohne dass es einen Faktencheck gibt: „Ich fühle mich schuldig, also habe ich auch etwas falsch gemacht." „Ich habe Angst, also besteht auch Gefahr." „Ich fühle mich wertlos, also bin ich nichts wert."

- Unangebrachte Imperative. Innere Befehle oder als unumstößlich empfundene Regeln. Etwa Sätze, die mit „Ich muss immer" oder mit „Ich darf niemals" beginnen, oder „Ich darf keine Fehler machen", „Ich darf mich nicht egoistisch verhalten", „Ich muss erfolgreich sein".

kognitiven Umstrukturierung bearbeitet. Es geht darum, die typischen Schemata zu erkennen, zu prüfen und zu verändern. In Kapitel 4 ab S. 111 finden Sie weitere Informationen zu diesem Bereich.

Erlernte Hilflosigkeit

Das Konzept der erlernten Hilflosigkeit geht auf den Forscher Martin E. P. Seligman zurück und ist eine weitere Theorie zur Erklärung der Entstehung von Depressionen. Hier geht es um die Überzeugung, nach negativen Lebenserfahrungen an der eigenen Lebenssituation nichts ändern zu können und daran selbst die Schuld zu tragen. Die Schwierigkeiten liegen also bei der Person selbst, daran wird sich nichts mehr ändern und die Person trägt auch die Verantwortung.

Die Theorie der erlernten Hilflosigkeit stammt aus Untersuchungen mit Tieren. Hunde wurden, völlig unabhängig vom eigenen Verhalten, sehr unangenehmen Reizen (Stromschlägen) ausgesetzt. Flucht- oder Vermeidungsverhalten waren unterbunden. Die einer unkontrollierbaren Situation ausgesetzten (misshandelten) Tiere zeigten Einschränkungen auf kognitiver, emotionaler, motivationaler und körperlicher Ebene, die über die eingeschränkte Situation hinaus anhielten. Diese Theorie besagt, dass die Erfahrung der Tiere, nicht auf die äußere Situation einwirken zu können, zu einer pessimistischen Haltung führt. Auch bei Menschen führen derartige Erfahrungen langfristig zu Veränderungen bezüglich der Motivation, emotionaler und kognitiver Verarbeitung und zu körperlichen Veränderungen (wie Schlafstörungen, geschwächte Immunabwehr). Dies kann die Entstehung depressiver Symptome erklären.

Erlernte Hilflosigkeit kann zum Beispiel bei Menschen eine Rolle spielen, die in ausweglose Konflikte ihrer Kernfamilie hineingezogen wurden, oder bei Menschen, die von der Gesellschaft an den Rand gedrängt, diskriminiert oder systematisch benachteiligt werden. Es kann sein, dass Menschen, die sich in anderen scheinbar ausweglosen Situationen gefangen fühlen, auch aufgrund dieser Einschätzung depressiv werden.

Für alle Menschen bedeuten ausweglose Situationen, über die man keine Kontrolle hat, Stress. So kann zum Beispiel die Doppelbelastung aus Beruf und Familie zum Eindruck führen, nur noch reagieren zu können, ohne wirklichen Einfluss auf die Gestaltung des eigenen Lebens zu haben. Ähnlich verhält es sich, wenn man unter starkem finanziellem Druck steht und man keinen Ausweg aus dieser Situation finden kann. Auch unlösbare Probleme in der Partnerschaft können zu Stress führen.

Wegfall positiver Verstärker

Werden Grundbedürfnisse nicht erfüllt, erhöht das die Anfälligkeit für psychische Krankheiten, also auch für Depressionen. Das mag banal klingen, es lohnt sich dennoch, sich einmal die Grundbedürfnisse vor Augen zu führen.

ALL DAS SIND GRUNDBEDÜRFNISSE: Es gibt physische Bedürfnisse wie etwa nach Schlaf, Nahrung, Wasser, Luft und Sexualität. Auf psychologischer Ebene gehören Orientierung und Kontrolle, Lustgewinn und Unlustvermeidung, Bindung, Selbstwerterhöhung und Selbstwertschutz dazu. Wenn diese nicht befriedigt werden, stellen sich Mangelgefühle (etwa Hilflosigkeit, Unsicherheit, Minderwertigkeit, Scham, Langeweile) ein.

Zu den menschlichen Grundbedürfnissen gehört das Bedürfnis nach Lustgewinn. Damit ist die menschliche Tendenz gemeint, Dinge, die Freude, Lust und Spaß bringen und Interesse wecken, aufzusuchen. Zustände, die man als langweilig, müßig oder unangenehm empfindet, meidet man eher. Dass Menschen nicht ausschließlich lustgesteuert sind, zeigt sich darin, dass sie in der Lage sind, unangenehme Zustände auszuhalten. Wichtig dafür ist zu wissen, dass sie dadurch einem anderen, langfristigen Ziel näherkommen.

Das Grundbedürfnis nach angenehmen Zuständen ist verhaltensleitend. Menschen suchen also Situationen auf, in denen ihr Verhalten durch die positiven Folgen bestärkt (oder psychologisch ausgedrückt: verstärkt) wird. Wenn sie aufgrund innerer oder äußerer Umstände nur wenige positive Zustände erleben, fühlen sie sich nicht nur gelangweilt, sondern zum Beispiel auch nicht wertgeschätzt, gestresst, überlastet, müde. Was bedeutet das konkret? Dazu zwei Beispiele.

Stellen wir uns vor, eine dreifache Mutter, die außerdem 30 Stunden pro Woche arbeitet, muss oft als „Elterntaxi" ihre Kinder zu Freizeitaktivitäten bringen und von dort abholen. Ihr Tag ist sehr voll, sie hat wenig Zeit für sich. Bislang hatte sie aber die Fahrten als positive Zeit empfunden, in der sie sich mit ihren Kindern unterhalten konnte. Seit zwei der Kinder in der Pubertät sind, haben diese jedoch keine Lust mehr, sich mit ihrer Mutter zu unterhalten. Sie hören auf der Fahrt Musik über Kopfhörer. Die Mutter merkt nun, dass sie die Fahrten als viel anstrengender empfindet. Manchmal spürt sie eine Erschöpfung, die sie vorher so nicht kannte.

Das zweite Beispiel betrifft das Berufsleben: Ein junger Mann arbeitete einige Jahre gern und mit großem Ehrgeiz in einem Start-up, in dem der Teamgeist stark ausgeprägt war und Erfolge gemeinsam gefeiert wurden. Er erhielt jedoch ein attraktives Angebot von einem größeren Unternehmen und arbeitet seitdem in einer völlig anderen Unternehmenskultur. In dieser Firma schafft jeder für sich, es gibt keine gemeinsame Freude über Erfolge, eher Neid und Missgunst. Obwohl sich der Arbeitsaufwand kaum verändert hat, empfindet der Mann seinen Alltag nun als sinnentleert, als zehrend und ermüdend.

In den Beispielen wird deutlich, dass der Wegfall der individuellen positiven Verstärkung einen großen Einfluss auf das Wohlbefinden hat. Wenn dies sogar in mehreren Lebensbereichen eintritt, erhöht sich das Risiko, eine Depression zu entwickeln.

Bindungstheorien und Bindungsstile

Die Theorie, die hinter diesen beiden Begriffen steht, bezieht sich auf die frühe Prägung im Baby- und Kleinkindalter. Auch diese Theorie stellt ein biologisches Grundbedürfnis in den Fokus: das Bedürfnis nach Bindung. Eine sichere Bindung entwickelt sich in den ersten Lebensmonaten, nämlich dann, wenn der Säugling erfährt, dass primäre Bezugs- und Bindungspersonen auf ihn eingehen – also seine Eltern, Adoptiveltern oder andere Menschen, die sich intensiv um ihn kümmern. Damit ist nicht nur die grundlegende Versorgung mit Nahrung, Beschäftigung und Ruhe gemeint. Es geht auch um die emotionale Versorgung, um das verlässliche Für-ihn-da-Sein und die Unterstützung bei der Regulation von Gefühlen. Bindung stellt für das Kind eine Schutzfunktion dar: Schließlich gehören wir Menschen zu den Säugetieren, die am längsten nach der Geburt auf Hilfe und Schutz durch die Bezugspersonen angewiesen sind. Erst wenn sich ein Kind sicher fühlt, kann es sich auch herauswagen und neue Dinge ausprobieren. Die hier entstehenden Erfahrungen bilden ein Schema dafür, wie Beziehung funktioniert.

Der prägende Bindungstheoretiker John Bowlby hat klar festgestellt: Wer in der Kindheit Sicherheit und Zuwendung erfahren hat, dem wird es als Erwachsener leichter fallen, sich auf andere zu verlassen. Wer zurückgewiesen wurde und Abwertung erfahren hat, erwartet ein solches Verhalten später auch von anderen. Mary Ainsworth führte in den 1970er-Jahren zu dieser Thematik viele Studien durch, daraus ergaben sich Einteilungen des Bindungsverhaltens: Man spricht von sicherer Bindung und von verschiedenen Ausprägungen unsicherer Bindung. Je nach Ausprägung des unsicheren Bindungsstils erlebt sich die Person als überautonom und vermeidet Nähe oder fühlt sich abhängig von anderen und hilflos.

WAS IST BINDUNGSANGST? Die Art der Bindung hat einen Einfluss darauf, wie Menschen sich selbst, Beziehungen und die Welt wahrnehmen. Wenn eine Person sich nicht sicher bei anderen fühlt, sind mindestens zwei ihrer Grundbedürfnisse verletzt. Sie hat es schwerer, sich auf andere zu verlassen, Beziehungen einzugehen und Vertrauen zu entwickeln: Sie hat Bindungsangst.

In Untersuchungen ist festgestellt worden, dass sich unter von Depression Betroffenen höhere Prozentsätze von unsicher gebundenen Menschen finden als in der allgemeinen Bevölkerung. Eine unsichere Bindung stellt ein Risiko für das Entwickeln einer Depression dar. Das erinnert Sie möglicherweise an die zuvor genannte Theorie der erlernten Hilflosigkeit. Wenn Kinder ihre Bezugspersonen als nicht hilfreich, nicht einfühlsam, als unerreichbar oder bedrohlich erleben, kann dies einen Einfluss darauf haben, wie sie sich selbst in der Welt wahrnehmen: Habe ich Einfluss auf das, was mir geschieht? Bedeute ich anderen Menschen etwas? Das zeigt, dass auch der Selbstwert durch den Bindungsstil beeinflusst wird. Bindungsängste oder ein unsicherer Bindungsstil können sich auf sehr verschiedene Weisen zeigen.

Die Bindungstheorie spielt in mehreren Therapieschulen eine wichtige Rolle. Zunächst ist es wichtig, sich auf das Entdecken der eigenen Beziehungsmuster einzulassen. Mit dem nächsten Schritt können behutsam Veränderungen eingeleitet werden.

Vernachlässigung, Misshandlung und Traumata

Der folgende Text beinhaltet Themen, die für manche Menschen verstörend sein können. Er bezieht sich auf körperliche, seelische und sexualisierte Gewalt.

Von einem Trauma spricht man in der Psychologie dann, wenn ein Ereignis (oder mehrere) bei dem betroffenen Menschen bestimmte Reaktion hervorrufen. Üblicherweise geht man davon aus, dass ein traumatisches Ereignis so schrecklich und bedrohlich ist, dass eine große Hilflosigkeit auftritt. Es kann auch sein, dass man Zeuge wird, wenn jemand anderes verletzt oder gedemütigt wird. Typische Situationen, die Traumata verursachen, sind (Auto-)Unfälle, Überfälle, Angriffe, Vergewaltigung, Naturkatastrophen oder Krieg und Flucht.

POSTTRAUMATISCHE BELASTUNGSSTÖRUNG (PTBS): Die psychischen Folgen traumatischer Ereignisse stellen ein eigenes Krankheitsbild dar. Symptome sind unter anderem vehemente Erinnerung und Albträume, das Vermeiden von Situationen, die an das Trauma erinnern, und ein Gefühl ständiger Bedrohung. Eine entsprechende Psychotherapie kann hier helfen.

Es geht bei einem Trauma nicht um das Ereignis selbst, sondern darum, was es mit dem Menschen macht, und dies ist tatsächlich individuell unterschiedlich. Nicht alle Menschen reagieren gleich auf ein schreckliches Ereignis. Die Gründe hierfür sind vielfältig.

Liegen die traumatischen Ereignisse lange zurück, zeigen sich wiederum Überschneidungen mit den zuvor genannten Bindungstheorien. Allerdings können kindliche Erfahrungen weit über eine unsichere Bindung hinausreichen, nämlich wenn es um Vernachlässigung und Misshandlung geht.

Menschen, die in ihrer Kindheit erhöhtem frühen Stress ausgesetzt waren, haben ein deutlich höheres Risiko, später an schweren und wiederkehrenden Depressionen zu leiden. Zu diesen belastenden Ereignissen können lange Trennungen von Bezugspersonen, Scheidung der Eltern, Hunger, Erniedrigungen, Drogenabhängigkeit der Fürsorgepersonen, Schläge und andere körperliche Misshandlungen, sexueller Missbrauch, das Gefühl, in der Familie nicht geliebt oder sogar gehasst zu werden und weitere. Da das kindliche und jugendliche Gehirn sich noch sehr verändert, haben solche massiv negativen Erfahrungen einen großen Einfluss auf die Struktur des Gehirns.

Macht das moderne Leben depressiv?

Die zuvor genannten Erklärungsmodelle wurden in gut gemachten Studien vielfach bestätigt und sind in der therapeutischen Arbeit sehr dienlich. Gleichzeitig ist klar, dass unser inneres Erleben in der Regel nicht unabhängig von den äußeren Umständen bewertet werden kann. Depression kann also auch als „sozial und politisch konstruierte Belastung" interpretiert werden. Heute ist das Leben beschleunigt, Dinge ändern sich ständig, das zeigt sich in technologischen Entwicklungen. Wem nützt diese Beschleunigung, wem schadet sie? Hier gibt es keine eindeutigen Grenzen: Wir können von einer veränderten Welt profitieren und zugleich unter ihr leiden. Der Einfluss dieser Entwicklungen auf die Psyche ist nicht zu leugnen.

Die Veränderung der Welt, das, was wir als Modernisierung bezeichnen, führt zu tatsächlichem Verlust von Sicherheit: etwa, weil Menschen aufgrund von Ökonomisierung ihren Arbeitsplatz verlieren oder weil sich Beschäftigungsverhältnisse ändern und Arbeit verdichtet wird. Das zeigt sich etwa in Pflegeberufen. Andere Bereiche werden ebenfalls komplexer: Arbeit wird mehr, Arbeitsabläufe werden durch mehr Formalitäten verändert oder aufwendiger Datenschutz wird verlangt. Die Globalisierung erzeugt neue Hürden. Das Internet bringt eine für uns nicht zu verarbeitende Komplexität mit sich. Gleichzeitig verspricht es uns Freiheit und Autonomie. Konsum wird als Lösung für innere Nöte und Bedürfnisse vermarktet, während die intensive Social-Media-Nutzung die Selbst- und Fremdwahrnehmung verändert. Hier wird sehr viel Wert auf Handlungsmöglichkeiten und Veränderungsbereitschaft gelegt. Gleichzeitig wird die Verantwortung für Erfolg und Scheitern, trotz eindeutig begrenzter Einflussmöglichkeiten, beim Einzelnen gesucht.

Faktoren, die zweifellos zur Entstehung von Depressionen beitragen können und den soziokulturellen Faktoren zugeordnet werden und somit „extern" sind, sind alle möglichen Diskriminierungserfahrungen. Dazu gehören Rassismus in jeder Form – auch in gesellschaftlichen Institutionen –, aber auch Diskriminierung aufgrund von Geschlechtszugehörigkeit, einer körperlichen Behinderung oder des Alters sowie politische Verfolgung.

Des Weiteren empfinden viele von uns die konflikthaften Entwicklungen im Weltgeschehen wie Handelskriege und gewalttätige Auseinandersetzungen im Sinne von Kriegen gegen die Bevölkerung oder zwischen Ländern als ausgesprochen belastend. Insbesondere die Klimaveränderung und deren Folgen finden in der Psychiatrie und Psychologie als wichtiger Einflussfaktor auf die psychische (und körperliche) Gesundheit große Beachtung. Diese Einflussfaktoren können nicht vom Einzelnen oder durch Psychotherapie verändert werden. Gleichzeitig handelt es sich um Faktoren, die eine Rolle bei der Entstehung von Depressionen und anderen psychischen Belastungen spielen können.

KANN PSYCHOTHERAPIE HIER HELFEN? An den beschriebenen Problemen kann eine Therapie nichts ändern. Doch sie kann Betroffenen helfen zu verstehen, was sie selbst beeinflussen können und was nicht. In der eigenen schwierigen Situation gesehen und anerkannt zu werden, kann sehr guttun!

Ist mein Gehirn im Ungleichgewicht?

Biologische Ursachen wie Gene, Stress und Hirnchemie spielen bei Depressionen ebenfalls eine Rolle.

Sind Depressionen angeboren, gibt es gar ein Depressions-Gen? Es ist nicht ein einziges, bestimmtes Gen für die Entstehung einer Depression verantwortlich. Ein wichtiges Modell, um die Rolle der Gene bei der Krankheitsentstehung zu verstehen, ist das sogenannte Vulnerabilitäts-Stress-Modell. Vulnerabilität lässt sich ganz einfach mit „Verletzlichkeit“ übersetzen.

Was heißt das im Detail? Sie kennen wahrscheinlich den Ausspruch „der Tropfen, der das Fass zum Überlaufen bringt". Genauso verhält es sich oft mit dem Zusammenspiel aus Anlagen (Genen) und Umwelt (Stress) in Bezug auf das Auftreten von Krankheiten. Das Bild vom überlaufenden Fass passt hier sehr gut: Die Regentonne weist einen Wasserspiegel auf – dieser steht für das genetische Programm, das eine Person für die Entwicklung einer Depression verletzlich macht. Je höher der Wasserspiegel am Anfang steht, desto weniger äußeren Einfluss braucht es, um die Regentonne zum Überlaufen zu bringen. Möglicherweise trocknet strahlender Sonnenschein bei gutem Wetter den Wasserstand sogar komplett aus. Tobt nun aber ein plötzlicher Sturm mit Starkregen oder nieselt es einfach ein bisschen, kommt es im ersten Fall schneller und im zweiten Fall langsamer zum Überlaufen der Tonne, das heißt also zum Ausbruch der Depression.

Genetische Studien legen nahe: Wer einen Verwandten ersten Grades hat, der an einer Depression erkrankt ist, hat im Vergleich zur Allgemeinbevölkerung ein 50 Prozent erhöhtes Risiko, eine Depression zu entwickeln. Es bleibt aber unklar, ob hier zusätzlich auch soziale und psychologische Aspekte mit hineinspielen, da eine psychische Erkrankung etwa eines Elternteils auch die Familie belastet.

Was heißt das für Sie? Wenn Sie Verwandte haben, die depressiv sind oder waren, bedeutet das glücklicherweise nicht, dass Sie allzeit fürchten müssen, dass im nächsten Moment eine depressive Episode um die Ecke kommt oder dass es Sie besonders hart trifft. Dennoch gilt hier: Wissen ist Macht. Die eigene familiäre Belastung in Bezug auf die Entwicklung einer Depression im Blick zu behalten, kann Ihnen helfen, dem Ernstfall vorzubeugen. Dazu gehört beispielsweise das Training von Fertigkeiten, die Ihre Stresstoleranz erhöhen und Ihnen den Umgang mit Stress erleichtern.

Wie Stress entsteht

Mal ehrlich: An was haben Sie gedacht, als Sie den Begriff „Stress" gelesen haben? Hatten Sie direkt eine konkrete Situation im Kopf? Oder eher etwas Verschwommenes, Diffuses? Schließlich ist der Begriff „Stress" seit Jahren in aller Munde. Um Stress besser zu verstehen, steht hier nun eine einfache Wahrheit: Stress ist nicht für alle Menschen gleich. Für den einen Menschen wäre der Einsatz als

EBENEN DER STRESSREAKTION

Woran merken Sie, dass Sie gestresst sind? Es lohnt sich, hier genauer hinzuschauen, um sich selbst besser kennenzulernen.

Welche Gedanken kommen auf? Beispiel: „Ich schaffe das nicht."

Welche Gefühle spüre ich? Beispiel: „Ich fühle mich hilflos und ohnmächtig."

Welche Körperveränderungen nehme ich wahr? Beispiel: „Mein Herz klopft und mir ist schwindelig."

Was mache ich oder was würde ich am liebsten machen? Beispiel: „Ich will nach Hause und aufs Sofa."

Wichtig ist, zwischen dem, was uns in Wallung bringt – dem Stressor – und der Wallung selbst – der Stressreaktion – zu unterscheiden. Sich dieses bewusst zu machen, kann Ihnen helfen, Ihren persönlichen Umgang mit dem Stressor zu entwickeln. Die Kampfpilotin aus dem Beispiel (S. 40) ist vermutlich anfangs auch nicht super gelassen ihre Einsätze geflogen, sondern hat viel trainieren müssen, um sich mit Mut und Erfahrung dieser Herausforderung zu stellen. Weitere Methoden zum Umgang mit Stress finden Sie ab S. 121.

Kampfpilotin in einem Sondereinsatzkommando der absolute Albtraum. Für den anderen reicht allein die Vorstellung eines Bürojobs, sie löst unangenehmes Herzklopfen und Magendrücken aus. Das heißt? Es gibt für viele Situationen keine objektiven Kriterien, die sie für jeden Menschen zum Stress werden lassen. Außerdem führt Stress bei uns zu individuellen Symptomen.

Eine der zentralen Annahmen aus der Stressforschung lautet: Organismen streben nach Gleichgewicht. Dieses Konzept wird mit dem Begriff „Homöostase" zusammengefasst. Ist der Zustand der Homöostase erreicht, fühlen sich Organismen wohl. Hierzu zählen beispielsweise die Körpertemperatur, der pH-Wert im Blut oder der Blutzuckerspiegel. Diese Werte haben bestimmte Bereiche, in denen der Körper bestens funktionieren kann. Liegen sie jedoch unter- oder oberhalb dieser Bereiche, strengt sich der Körper ganz gehörig an, um sich wieder ins Optimum zu bringen.

EIN BEISPIEL, DAS SIE SICHER KENNEN: Sinkt Ihr Blutzuckerspiegel unter ein bestimmtes Level, mobilisiert Ihr Körper Energiereserven, um ihn wieder auf ein stabiles Niveau zu bringen. Das bedeutet Arbeit für Ihren Stoffwechsel, die Sie nicht bemerken, bis Sie früher oder später Hunger bekommen. Dann verspüren Sie den Drive, sich etwas zu essen zu suchen. Und das ist gut so!

Das Prinzip der Homöostase betrifft alle physiologischen Messwerte. Wenn Ihre Körpertemperatur steigt, fangen Sie an zu schwitzen, um sich herunterzukühlen, und suchen sich ein schattiges Plätzchen. Wenn Ihr pH-Wert im Blut sinkt oder steigt, greift zum Beispiel Ihre Atmung regulatorisch ein. Das Fazit: Wirken Belastungen auf den Organismus, springen Systeme an, die die körperlichen Reaktionen regulieren.

Doch nicht nur physikalische Belastungen wie Kälte oder Hitze bringen unseren Körper zu notwendigen Anpassungsleistungen. Jeder von uns ist auch im Alltag dem Stress durch soziale, berufliche oder finanzielle Anforderungen ausgesetzt: Wie bekommt ein alleinerziehender Vater Kinderversorgung, Geldverdienen, Haushalt und persönliche Bedürfnisse nach Schlaf, Spaß und Austausch unter einen Hut? Wie geht es einer Managerin, deren Unternehmen während der Pandemie rote Zahlen geschrieben hat und die nun einigen Mitarbeitenden kündigen muss? Was bedeutet es für eine Spitzensportlerin, sich vor einem wichtigen Wettkampf den Knöchel umzuknicken? Und wie geht es dem Mitarbeiter, dem nach 20 Jahren loyaler und guter Arbeit betriebsbedingt gekündigt wurde?

Wahrscheinlich stimmen Sie zu: Das alles sind kurzfristige oder länger anhaltende Situationen, die einen Menschen herausfordern. Übersteigen diese Herausforderungen die eigenen Möglichkeiten, kann das zu Überforderung führen und einem schaden – ähnlich wie ein Gewebe Schaden nimmt, wenn es zu lange und ohne ausreichenden Schutz Hitze ausgesetzt ist. Und hier ist unser Organismus ebenso beteiligt, etwa so: schlaflose Nächte, wenn finanzielle Sorgen Sie beschäftigen; Herzrasen in Prüfungssituationen; ein trockener Mund beim Streit mit der Chefin. Halten die stressigen Situationen länger an, wird in der Psychologie auch von chronischem Stress gesprochen. Er kann Depressionen auslösen oder begünstigen. Doch nicht nur die Stressoren sind relevant, sondern auch, wie gut die Anpassungsleistungen des Organismus funktionieren. Darin besteht der Zusammenhang zu den zuvor beschriebenen psychologischen Erklärungsmodellen.

Was Botenstoffe im Gehirn so spannend macht

Eine weitere wissenschaftliche Annahme zur Entstehung von Depressionen ist die Monoaminmangel-Hypothese. Sie fußt auf der Beobachtung, dass in unserem Gehirn bestimmte chemische Stoffe gegen Depressionen wirken können. Infolge der Entdeckung dieser Stoffe wurden viele Medikamente entwickelt, die heute noch eingesetzt werden und Betroffenen helfen. Ein Effekt, den diese Substanzen gemeinsam haben, ist ihr Einfluss auf wichtige Botenstoffe im zentralen Nervensystem. Diese Botenstoffe werden unter dem Begriff „Monoamine" zusammengefasst, weil ihre chemische Struktur unter anderem eine Amingruppe aufweist.

Zu den Monoaminen zählen zum Beispiel Serotonin, Noradrenalin und Dopamin oder Histamin und unsere Schilddrüsenhormone. In der Erforschung der Antidepressiva fand man heraus, dass diese den Gehalt an Serotonin und/oder Noradrenalin im Spalt zwischen zwei Nervenzellen erhöhen. Dieser Spalt wird auch „synaptischer Spalt" oder „Synapse" genannt. In ihm wird es meist nicht langweilig, denn hier findet die Kommunikation zwischen den Zellen statt.

Vereinfacht gesagt: Stehen in der Synapse mehr Botenstoffe zur Verfügung, kann auch mehr von Zelle zu Zelle kommuniziert werden. (Für einen Blick auf den synaptischen Spalt blättern Sie zur S. 47.)

Warum müssen Nervenzellen überhaupt miteinander kommunizieren? Das Gehirn ist ein komplexes System und setzt sich aus einer schwindelerregenden Anzahl an verschiedenen Zellen und Zelltypen zusammen. Diese Zellen wiederum haben unterschiedliche Funktionen. Damit also die rechte Hand weiß, was die linke Hand tut, müssen sich die Zellen miteinander abstimmen. Für diese Abstimmung werden Signale ausgetauscht. Und diese Arbeit übernehmen die Botenstoffe oder „Neurotransmitter", zu denen unter anderem Serotonin, Noradrenalin und Dopamin zählen. Dopamin unterdrückt vereinfacht gesagt unangenehme Gefühle, die beiden anderen hellen die Stimmung auf.

Und jetzt wird es hochinteressant: Aus der Beobachtung heraus, dass viele antidepressive Stoffe das Serotonin und Noradrenalin im synaptischen Spalt erhöhen, wurde geschlussfolgert, dass eine Depression durch einen (relativen) Mangel dieser Neurotransmitter im synaptischen Spalt entsteht. Zwar ließ sich diese Schlussfolgerung gut von geschäftstüchtigen Pharmaunternehmen als einfache Wahrheit vermarkten, sodass sie heute noch in der öffentlichen Wahrnehmung vorherrscht – doch hier ist Vorsicht geboten: Sie würden ja auch nicht Fieber für die Ursache von Grippe halten, oder? Schließlich ist es umgekehrt ... Oder etwa nicht? Nein, auch nicht! Denn wenn man es ganz genau nehmen möchte, entsteht Fieber nicht durch das Influenzavirus (Auslöser der Grippeerkrankung), sondern durch eine Reaktion des Immunsystems auf eben dieses Virus.

MONOAMINMANGEL ERKLÄRT NICHT ALLES! In der Diskussion um die Ursachen von Depressionen ist es wichtig, den Blick offen zu halten. Teilaspekte depressiver Symptome dürfen nicht mit ihren Auslösern verwechselt werden. Unter Expertinnen und Experten ist schon seit Jahrzehnten klar, dass die Monoaminmangel-Hypothese nur annäherungsweise und nur zum Teil die Entstehung von Depressionen erklären kann.

Wer nun jedoch die Wirksamkeit von Antidepressiva infrage stellt, macht es sich ebenfalls zu einfach. Nur weil die Monoaminmangel-Hypothese nicht als Erklärungsmodell für die Ursache einer Depression ausreicht, bedeutet das nicht, dass Antidepressiva keinerlei antidepressiven Effekt haben. Der antidepressive Effekt wurde in einer Vielzahl hochkarätiger Wirksamkeitsstudien mehrfach nachgewiesen. Gleichzeitig verändert die Einnahme von Antidepressiva aber eben nicht nur die Botenstoffkonzentration in der Synapse. Sie haben auch andere Effekte, die auf molekularer und zellulärer Ebene stattfinden. Vermutlich sorgt das Zusammenspiel für die stimmungsaufhellende Wirkung. (Mehr zum Thema Antidepressiva können Sie in Kapitel 3 ab S. 79 nachlesen.)

Wie Hormonschwankungen Depressionen bedingen können

Die Hormone kamen schon im Zusammenhang mit Schwangerschaft und Wechseljahren zur Sprache (S. 14/15). Auch bestimmte Phasen im weiblichen Zyklus können aufgrund von Hormonschwankungen mit Depressivität, Gereiztheit, oder Ängsten einhergehen. Hier kommt das prämenstruelles Syndrom (PMS) ins Spiel. Die Symptome beginnen meist während der letzten Zykluswoche vor Einsetzen der Periode und klingen nach der Blutung wieder ab. Sind sie so ausgeprägt, dass Betroffene berufliche und soziale Anforderungen nicht uneingeschränkt erledigen können, wird unter Fachleuten vom prämenstruellen dysphorischen Syndrom (PDMS) gesprochen. Als ursächlich wird angenommen, dass bei Betroffenen eine (möglicherweise genetisch vermittelte) höhere Empfindsamkeit in Bezug auf die Schwankungen von Östrogen und Progesteron vorliegt. Die Folgen von PMS oder PDMS werden sehr unterschätzt. Dies mag ein gesellschaftliches Phänomen sein, da hier das Credo „Reiß dich zusammen“ weit verbreitet ist. Gleichzeitig könnte es mit der Tabuisierung der monatlichen Blutung und einer eingeschränkten Körperwahrnehmung zu tun haben.

Neben den weiblichen Geschlechtshormonen sind weitere Hormone mit dem Auftreten von Depressionen oder einzelnen depressiven Symptomen verbunden. Dazu gehört ein Mangel an Testosteron oder Schilddrüsenhormonen. Arbeitet die Schilddrüse nicht mehr richtig, entwickelt sich eine Schilddrüsenunterfunktion. Diese kann mit einem verminderten Antrieb, einer reduzierten Aktivität, einem vermehrten Appetit und einer Stimmungsverschlechterung einhergehen – alles Kennzeichen einer Depression. Es ist also sehr wichtig, dass bei einem Neuauftreten depressiver Symptome immer die Schilddrüsenfunktion mitgecheckt wird.

Auch der Zuckerstoffwechsel hat eine Menge mit Depressionen zu tun. Menschen mit einer Zuckerkrankheit (Diabetes mellitus) haben ein erhöhtes Risiko für die Entwicklung einer Depression und umgekehrt.

Winterblues und Schichtarbeit

Kennen Sie das? Eine anhaltende miese Stimmung ab spätestens Dezember, die trotz blinkender Weihnachtsbeleuchtung und Raketenknallen an Silvester nicht besser wird, sondern sich noch weit über den nasskalten Februar zieht? Knospen dann die Krokusse, verbessern sich Stimmung und Tatendrang. Und mit den ersten wärmenden Sonnenstrahlen sieht die Welt wieder besser aus.

Vermutlich kann sich fast jeder von uns in der einen oder anderen Form wiederfinden. Erfüllen die Symptome jedoch die Kriterien einer depressiven Episode, zeigen sie sich also mindestens zwei Jahre in Folge in der gleichen Jahreszeit und bilden sie sich in den anderen Jahreszeiten zurück, liegt der Verdacht auf eine saisonal auftretende Depression nahe (siehe S. 21). Der Herbst- oder Winterblues bezeichnet damit eine bestimmte Form der wiederkehrenden Depression.

Mehr Licht! Als Auslöser wird oft ein Mangel an Licht in den Wintermonaten diskutiert. Auch wird ein Ungleichgewicht im Serotonin-Haushalt angenommen, der auf veränderte Spiegel des Schlafhormons Melatonin trifft. Therapeutisch werden eine medikamentöse Behandlung (S. 79), eine Lichttherapie (S. 89) und eine kognitive Verhaltenstherapie (S. 75) empfohlen.

Nicht nur die Jahreszeiten beeinflussen Stimmung, Antrieb und freudiges Empfinden: Auch die innere Uhr und tageszeitliche Schwankungen spielen mit. Das kann sich bemerkbar machen, wenn man im Schichtdienst oder vornehmlich nachts arbeitet. Beides geht mit einem erhöhten Risiko für die Entwicklung von depressiven Episoden einher und sollte in der Diagnostik und Therapie sowie in der Lebensplanung berücksichtigt werden.

Drogen während der Depression? Keine gute Idee

Ein erhobener Zeigefinger nervt. Er wird hier auch gar nicht erst ausgepackt. Stattdessen erfahren Sie, warum Ärztinnen, Ärzte, Psychotherapeutinnen und -therapeuten Ihnen immer wieder von Substanzkonsum abraten. Problematisch sind dabei alle suchterzeugenden Stoffe, also beispielsweise Amphetamine, Kokain, Beruhigungs- und Schmerzmittel (etwa Benzodiazepine, Opioide), Klebstoffe sowie Cannabis, aber auch die oft als „Genussmittel" bezeichneten legalen Drogen Alkohol und Tabak.

Wie Sie in Kapitel 1 schon gelesen haben, treten Abhängigkeitserkrankungen oft in Kombination mit depressiven Störungen auf. Doch selbst wenn Sie das nicht direkt betrifft, ist es sinnvoll, sich über die Verstoffwechselung der genannten Substanzen zu informieren. In Bezug auf den Konsum kann nämlich folgender Satz nicht oft genug gesagt werden: Der durch die Droge entstehende Rausch ist häufig das vom nächsten Tag gestohlene Glück. Aber was genau bedeutet das?

Möglicherweise haben Sie schon den einen oder anderen Kater von Alkohol hinter sich. Woran erinnern Sie sich? An ein Unwohlsein im Magen, Herzrasen und Kopfschmerzen? Oder an Konzentrationsschwierigkeiten, Durst und Verdauungsprobleme? Egal welche dieser Anzeichen Sie als Kater kennen und selbst wenn Ihr Körper den Rausch vom Vortag gut wegstecken kann: Am nächsten Morgen und sogar noch in den folgenden Tagen verspüren Sie häufig eine gedrücktere Stimmung, sind vielleicht lustloser oder es fällt Ihnen schwer, sich aufzuraffen. Das wird umgangssprachlich „Psychokater" genannt. Wenn Sie nicht unter Depressionen leiden, nehmen Sie dieses Unbehagen möglicherweise in Kauf: Schließlich hat die Party richtig Spaß gemacht und Sie hatten eine echt gute Zeit. Leiden Sie aber unter Depressionen, kann das Unwohlsein zu Ihren ohnehin schon vorliegenden Symptomen hinzustoßen und damit Ihre Stimmungslage, Ihren Antrieb und Ihre Fähigkeit sich zu freuen weiter verschlechtern.

Am Beispiel der Amphetamine lassen sich die Phänomene der Stimmungsverschlechterung und des Antriebsmangels nach Konsum gut erklären (siehe hierzu die Darstellung auf S. 47). Eine entscheidende Rolle spielt hier wieder der bereits erwähnte synaptische Spalt, in dem zwei Nervenzellen miteinander kommunizieren.

Nehmen Sie zum Beispiel Amphetamine zu sich, binden diese sich an sogenannte Rezeptoren der Nervenendigungen – das Prinzip funktioniert ähnlich wie ein Schlüssel (Amphetamin) und ein Schlüsselloch (Rezeptor). Die Bindung setzt Signalwege in der Zelle in Gang und das führt dazu, dass Botenstoffe in den synaptischen Spalt ausgeschüttet werden. Zu den ausgeschütteten Botenstoffen zählt in diesem Fall vor allem Dopamin, aber auch andere Neurotransmitter sind mit von der Partie. Das Ergebnis: Sie fühlen sich sehr gut, sind richtig gut drauf – fürs Erste!

Was passiert, wenn die Wirkung nachlässt? Durch die Bindung entleeren sich die Botenstoffspeicher in der Zelle – und das deutlich stärker und innerhalb viel kürzerer Zeit, als es normalerweise ohne die Wirkung von Amphetaminen geschehen würde. Sind die Speicher leer, muss die Zelle ihren Stoffwechsel ordentlich ankurbeln, um für Nachschub zu sorgen. Das kann eine ganze Weile dauern, sodass in der Zwischenzeit Dopamin und andere Botenstoffe fehlen, um die normale Kommunikation zwischen den Zellen zu gewährleisten. Es kommt also zu einem Mangel dieser Botenstoffe, der sich in Stimmungsverschlechterung, Antriebsmangel und Lustlosigkeit bemerkbar macht.

VORSICHT WECHSELWIRKUNGEN! Es ist immer ratsam, auf den Konsum von Suchtstoffen zu verzichten. Das gilt jedoch umso mehr, wenn Sie Antidepressiva oder andere Medikamente einnehmen, die im zentralen Nervensystem wirken. Denn in diesem Fall können Wechselwirkungen mit den Drogen entstehen – diese können sogar lebensgefährlich sein!

Das heißt nun nicht, dass Sie auf keine Party gehen sollen – ganz im Gegenteil! Schließlich sollen Sie ganz im Sinne der Depressionsbekämpfung Ihre Kontakte pflegen und auch Spaß haben. Behalten Sie dabei jedoch immer Ihren Konsum im Blick, sagen lieber einmal öfter „nein".

Wenn Sie unter einer Abhängigkeitserkrankung leiden oder sich bezüglich dieser Frage unsicher sind, scheuen Sie sich nicht, sich an Ihre Hausärztin oder Ihren Hausarzt zu wenden. Alternativ können Sie eine Beratungsstelle aufsuchen. Viele dieser Einrichtungen bieten auch die Möglichkeit, sich anonym beraten zu lassen. Zu den verschiedenen Beratungsstellen finden Sie weitere Informationen im Internet unter bzga.de/service/beratungsstellen/suchtprobleme/.

WARUM DROGEN KEINE LÖSUNG SIND

Drogen heben die Stimmung – aber leider nur kurz. Am Beispiel von Amphetamin sehen Sie, was dabei im Gehirn geschieht.

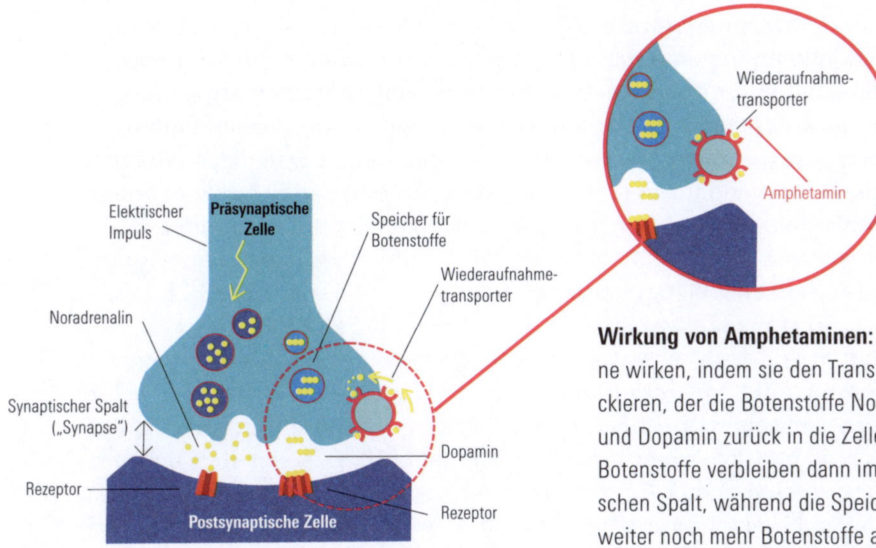

Wirkung von Amphetaminen: Amphetamine wirken, indem sie den Transporter blockieren, der die Botenstoffe Noradrenalin und Dopamin zurück in die Zelle bringt. Die Botenstoffe verbleiben dann im synaptischen Spalt, während die Speicherversikel weiter noch mehr Botenstoffe ausschütten.

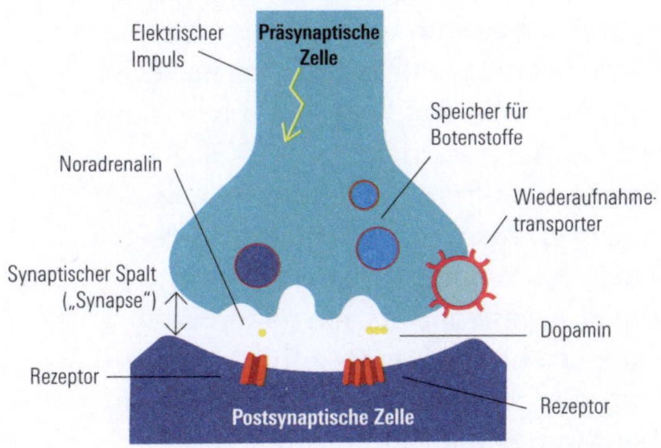

Nach mehrfachem Amphetaminkonsum: Es konnte kein richtiges Recycling stattfinden, sodass nun deutlich weniger Botenstoffe zur Verfügung stehen. Zudem sind die Speicher in der präsynaptischen Zelle leer. Das fühlt sich genauso trostlos an, wie es in der Abbildung aussieht.

Wieso geht das nicht weg?

Manche Depressionen gehen von allein weg, etwa weil belastende Umstände wegfallen. Aber was ist, wenn es nicht so einfach ist?

Zu den wichtigsten aufrechterhaltenden Faktoren – also Faktoren, die dazu beitragen, dass es nicht besser oder gar schlimmer wird – gehören depressiv gefärbte Gedanken, ungünstige soziale Verhaltensweisen und ein Mangel an Aktivitäten. Und diese drei Aspekte spielen sich gegenseitig zu. Dadurch kann eine regelrechte Abwärtsspirale entstehen, durch die sich die Depression immer weiter verschlimmert.

Was das im Alltag bedeuten kann, lässt sich gut anhand eines Beispiels beschreiben: Nehmen wir einen jungen Mann, dem es nicht so gut geht. Er hat schon seit einigen Tagen schlechte Laune. Morgen steht ein Treffen mit seinen Freunden an. Eigentlich nur Burger essen, nichts Großes. Aber er kann sich nicht aufraffen. Er quält sich hin und her, ob er hingehen soll oder nicht. In seinem Kopf dreht es sich immer um die gleichen Gedanken: „Ich bin müde und fühle mich erschöpft. Ich bin so ein Lappen. Eigentlich hab ich gar keinen Bock da hinzugehen. Die verstehen eh nicht, wie es mir geht." Er liegt am Tag der Verabredung auf seinem Sofa. Anzurufen ist ihm unangenehm, also tippt er einen Text in den Gruppenchat und sagt unter einem Vorwand ab. Er ist erleichtert, dass er nicht zu dem Treffen muss. Er verbringt den Abend auf dem Sofa, es ist nicht wirklich gemütlich, eine langweilige Netflixserie läuft, auf die er sich kaum konzentrieren kann. Seine Stimmung wird schlechter. Er kämpft nun auch noch mit Wut auf sich selbst – und Scham. Das Gefühl von Einsamkeit ist stärker geworden. Beim nächsten Treffen will er wieder dabei sein. Als das einige Wochen später ansteht, wiederholt sich dieser Teufelskreis. Irgendwann fragen seine Freunde nicht mehr nach. Übrigens, die Geschichte endete glücklicherweise nicht hier. Der junge Mann fängt an, sich mit seinen Gedanken zu beschäftigen (siehe dazu auch „automatische Gedanken", S. 113).

Schwierige Beziehungen

Bindung und Beziehung sind wichtig – das haben Sie spätestens auf S. 33 erfahren. Beim Thema Beziehungen geht es um die zu den Eltern und Geschwistern, die Partnerschaft oder um Freundschaften. In diesem Buch spielten bislang vor allem die kindliche Prägung und deren Auswirkungen im Erwachsenenalter eine Rolle. Aber natürlich geht es auch um dynamische Prozesse, um Austausch und Umgang miteinander. Gute soziale Kontakte und belastbare Beziehungen sind ein wichtiger Resilienzfaktor.

RESILIENZ BEDEUTET PSYCHISCHE WIDERSTANDSKRAFT: Resilienzfaktoren sind Fähigkeiten, die uns helfen, Krisen zu überwinden, sowie Umstände, die uns stärken, Stress abwehren und uns unterstützen, auf (unangenehme) Veränderungen gut zu reagieren. Stabile Beziehungen können dazu beitragen, dass sich Stress weniger stark auf uns auswirkt.

Manchen Angehörigen, Partnern oder Kollegen fällt es sehr schwer, einer an Depression erkrankten Person mit Mitgefühl gegenüberzutreten. Oder sie glauben, hilfreich zu sein, aber der Betroffene fühlt sich eher unter Druck gesetzt. Häufig beschreiben Menschen mit Depressionen „gute Ratschläge" aus dem Familienkreis, die ungefähr so lauten: „Das geht von selbst wieder weg." „Man muss sich auch mal zusammenreißen." „Iss doch mal was Leckeres, bei schlechter Laune hilft ein gutes Essen!" „Los jetzt, sei nicht so faul." Diese Art von Aussagen hilft einfach nicht, sich aufzuraffen oder etwas zu verändern.

Besonders schwierig ist es, wenn Betroffene den Eindruck haben, dass ihnen nicht zugehört wird, dass ihr Leid bagatellisiert oder dass Druck aufgebaut wird. Darüber hinaus gibt es Beziehungsdynamiken, die noch deutlich verletzender sind: etwa, wenn der Betroffene offen abgewertet und dessen Wahrnehmung einfach geleugnet wird. Das kann in einer Partnerschaft oder am Arbeitsplatz in Form von Mobbing passieren.

In manchen Beziehungen trägt die Erkrankung selbst zur Entstehung von Konflikten bei, zum Beispiel wenn die Aufgabenverteilung aufgrund der Erkrankung aus der Balance gerät. Entwertende Aussagen über den anderen wie „du bist so dumm", „so faul", „so unfähig" oder „ich hab nie gesagt, dass du faul bist, das bildest du dir ein, du bist doch hier der Kranke" können stark zu einem negativen Selbstbild beitragen.

Ein sehr gefährliches Phänomen in Beziehungen ist zudem Gaslighting – der Begriff wird gern in den Sozialen Medien verwendet, oft inflationär und nicht immer korrekt. Von Gaslighting wird dann gesprochen, wenn ein Partner (etwa eine Verwandte, Freundin) das, was eine andere Person erlebt und wahrnimmt, leugnet und diese Person gleichzeitig als verrückt darstellt: „Das ist totaler Unsinn, ich habe das nie gesagt. Und ich bin es auch satt, mit so einer Verrückten wie dir zu sprechen." Es handelt sich hier um ein Kommunikationsmuster, das länger anhält. Es ist eine Form von Manipulation, die dazu führen kann, dass sich der Betroffene selbst infrage stellt und an der eigenen Wahrnehmung zu zweifeln beginnt.

Generell gilt: Entwertende, abwertende oder sehr konflikthafte Beziehungen können also durchaus zur Aufrechterhaltung einer Depression beitragen. Erschwerend ist, dass viele Menschen nicht wissen, wie sie „stopp" sagen können, wenn sie sich schlecht behandelt fühlen.

Viele Konflikte sind lösbar, wenn beide Parteien sich darauf einlassen, daran zu arbeiten. Zum Thema partnerschaftliche Konflikte, dem Umgang mit einem an Depression Erkrankten sowie dem Thema „Grenzen setzen" finden Sie Informationen in den Kapiteln 4 und 5 (ab S. 111 und S. 131). Zum Thema Mobbing am Arbeitsplatz finden Sie einige Hinweise im arbeitsrechtlichen Teil ab S. 152.

Depression als Schutzschild

Wer sich mal mit einer Depression in eine Psychotherapie begeben hat, wird auf die eine oder andere Weise darüber reflektieren müssen, ob die Erkrankung nicht auch ihre guten Seiten hat. So widersinnig diese Frage scheint, lohnt es dennoch, sich mit ihr auseinanderzusetzen. So kann eine depressive Episode dazu führen, dass man einen Ausweg aus einer schwierigen Arbeitssituation findet, ohne sich dafür aktiv zu entscheiden. Die Entscheidung wird einem sozusagen durch die Depression abgenommen. Oder eine Depression stellt in einer Paarbeziehung den „Kitt" dar, weil man doch einen Kranken nicht verlassen kann. Oder es zeigt sich, dass eine Person, die sich wenig zutraut, immer wieder in Depressionen rutscht, wenn sie sich beweisen soll, etwa im neuen Job oder dem Übergang vom

Praktikum in eine bezahlte Anstellung. Das „Gute" an der Depression wäre also so etwas wie ein Schutz vor weiterer Überlastung oder Herausforderungen, denen man sich nicht gewachsen fühlt. In der Psychotherapie spricht man hier von der „Funktionalität" der Depression.

WAS WÄRE WENN ... Fragen Sie sich einmal: „Was wäre, wenn es mir plötzlich besser gehen würde?" Wenn die Antwort zum Beispiel lautet: „Dann müsste ich zurück ins schreckliche Büro", könnte hier ein Grund dafür zu finden sein, warum es nicht besser werden „darf".

Bei diesem Thema kann der Eindruck entstehen, dass man sich für oder gegen die Depression entscheiden könnte – so als führe man sie mit Absicht herbei. So ist das aber nicht gemeint! Es geht darum, auch die weniger offensichtlichen Auslöser- und Aufrechterhaltungsfaktoren zu reflektieren und ernst zu nehmen.

Schonverhalten – Selbstfürsorge oder doch schon Vermeidung?

Als Schonverhalten und Vermeidung können Verhaltensweisen verstanden werden, die kurzfristig zu einer Abnahme von unangenehmen Zuständen führen. Sie erinnern sich an die menschlichen Grundbedürfnisse „Lustgewinn" und „Unlustvermeidung" von S. 32? Jeder Mensch sucht nach Angenehmem und versucht, Unangenehmem aus dem Weg zu gehen. Was so einfach klingt, ist in der Realität meist problematisch. Hier ein kurzer Rückblick auf das Verstärkermodell, das an dieser Stelle oft querschlägt. Es bezeichnet die Tatsache, dass kurzfristige Belohnungen (fachsprachlich: Verstärker) einen größeren Einfluss auf das Verhalten haben als in der Ferne liegende positive Entwicklungen. Nach dem Motto „Lieber den Spatz in der Hand als die Taube auf dem Dach" funktionieren also viele Situationen im Alltag: Man isst den Schokoriegel dann doch, obwohl man sich gesünder ernähren wollte; man kauft das T-Shirt, obwohl es dem Sparziel entgegensteht; man schaut noch eine Folge von einer Serie, statt weiter am Manuskript zu arbeiten. Das hat viel damit zu tun, wie Menschen ihre Impulse kontrollieren und welche

DIE ABWÄRTSSPIRALE DER DEPRESSION

Durch Schon- und Vermeidungsverhalten kann sich die Depression verstärken. Wer das Prinzip versteht, kann gegensteuern.

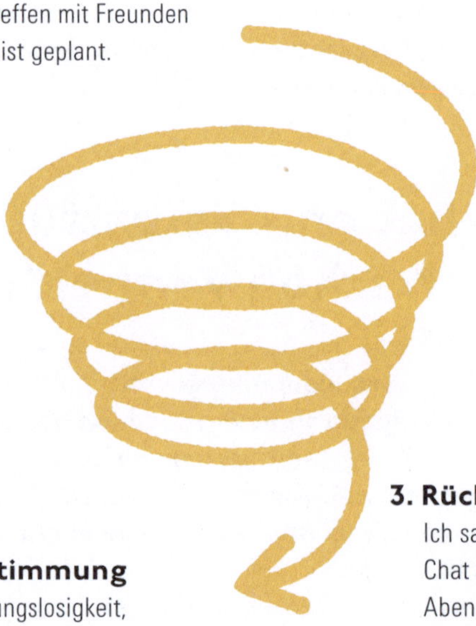

1. Situation
Beispiel: Ein Treffen mit Freunden im Restaurant ist geplant.

2. Depressive Gedanken
„Ich bin so müde."
„Die treffen sich nur aus Mitleid mit mir."
„Die verstehen mich eh nicht."

3. Rückzug
Ich sage die Verabredung per Chat ab und verbringe den Abend allein auf der Couch. Das verschafft mir kurzfristig Erleichterung.

4. Depressive Stimmung
Einsamkeit, Hoffnungslosigkeit, Traurigkeit, Wut, Scham, Schuld.

Der entscheidende Punkt ist der Rückzug, also im Beispiel das Absagen des Treffens. Kurzfristig fühlt sich dies tatsächlich gut an. Betroffene sind erleichtert, weil sie sich nicht aufraffen müssen. Die langfristigen Folgen sind jedoch negativ: Sie verlieren die Chance, etwas Positives zu erleben, soziale Kontakte und soziale Unterstützung fallen weg. Dies verstärkt die depressive Stimmung und damit die Tendenz zum Rückzug.

Gewohnheiten sie im Laufe ihres Lebens entwickelt haben. Neben reallen Belohnungen wirkt auch der Wegfall von unangenehmen Zuständen als ein Verstärker. Sie bleiben eher auf der Couch, als im Nieselregen die Laufrunde zu starten; bleiben gemütlich im Bett liegen, statt den Flur zu wischen; oder Sie melden sich krank, um den Vortrag nicht halten müssen. Dieses Verhalten kann unter dem Begriff „Vermeidung" zusammengefasst werden.

Hier ist es wichtig, nicht mit dem Finger auf sich selbst zu zeigen, sich keine Vorwürfe zu machen. Schließlich sind Lustgewinn und Unlustvermeidung menschliche Grundbedürfnisse und das Verstärkermodell beschreibt normale Verhaltensweisen. In Bezug auf Depressionen ist das Verständnis grundlegend, dass die Kombination aus beidem die bereits erwähnte Abwärtsspirale bzw. den Teufelskreis des Schon- und Vermeidungsverhaltens entstehen lässt, der kurz- und langfristig zur Aufrechterhaltung der depressiven Symptome führt. Dies zu verstehen, ist der erste Schritt, denn dann lässt sich dieser Kreis durchbrechen.

DIE FAUSTREGEL BEI DEPRESSIONEN: Aufstehen ist hilfreicher als Liegenbleiben. Spazierengehen ist sinnvoller als Fernsehen. Freunde zu treffen ist besser, als allein zu Hause zu sein.

Wichtig ist, das problematische Schonverhalten von sinnvoller Selbstfürsorge zu unterscheiden, die sehr wichtig und hilfreich ist. Selbstfürsorge bedeutet, dass Sie sich gut um sich und die eigenen Bedürfnisse kümmern. Die Abgrenzung kann im Alltag jedoch schwer sein. Nehmen wir als Beispiel eine Betroffene, die unter anderem starke Verdauungsprobleme hat, die sowohl körperliche als auch seelische Ursachen haben. Der Arzt empfiehlt Bewegung, um die Darmtätigkeit anzuregen. Doch an einem Tag, an dem die Betroffene zum Sport verabredet ist, hat sie so schmerzhafte Verstopfung, dass sie sich kaum dazu aufraffen kann. Was wäre hier denn nun „richtig"?

Das lässt sich nicht so einfach beantworten. Nicht jede Entscheidung in jeder Situation kann klar dem Schonverhalten oder der Selbstfürsorge zugeordnet werden. In einer Therapie kann es daher ein Ziel sein, hier besser unterscheiden zu lernen und zudem manchmal auszuhalten, dass zwei (anscheinend) widersprüchliche Bedürfnisse gleichzeitig auftreten können (mehr dazu in Kapitel 3, ab S. 57 und Kapitel 4, S. 125).

„Hab ich doch keine Depression?" Zweifel an der Diagnose

Manchmal passen die Symptombeschreibungen wie die Faust aufs Auge – das kann erleichternd sein, denn endlich weiß man, was nicht stimmt, und es ergeben sich Wege, das zu ändern. Doch manchmal können sich Menschen nicht oder nicht vollständig in den Schubladen wiederfinden, in die sie gesteckt werden. Und manchmal kann es sein, dass man sich durch die Diagnose einer Depression gekränkt fühlt. Das kann damit zu tun haben, dass eine Depression oft als Schwäche verstanden wird.

Vielleicht halten Sie dieses Buch auch in der Hand, weil Ihnen Freunde oder Angehörige dazu geraten haben, und denken beim Lesen ständig: „Was soll das denn mit mir zu tun haben?" Aber vielleicht gibt es ja doch irgendeine Schieflage und es geht Ihnen nicht gut. Fühlen Sie sich ermutigt, hier trotz Ihrer Vorbehalte einfach mal weiterzulesen und kritisch und sich selbst gegenüber wohlwollend zu prüfen, in welchen Aspekten Sie sich wiederfinden können.

Falls Sie sich nach einer ausführlichen Diagnostik durch ausgebildetes Fachpersonal weiterhin unsicher sind, ob die Kategorie „Depression" zu dem passt, worunter Sie leiden, sprechen Sie Ihre Unsicherheit direkt an. Geeignete Fragen könnten sein: „Was führt Sie zu der Diagnose?", „Warum diagnostizieren Sie eine Depression und keine Angststörung/Suchterkrankung/Schmerzstörung?", „Wie kommen Sie zu dem Schluss, dass ich nicht unter einer körperlichen Erkrankung leide?" Wenn Sie sich allein im Gespräch mit dem Psychotherapeuten oder der -therapeutin unwohl fühlen oder Sorgen haben, etwas zu vergessen, kann es hilfreich sein, eine Vertrauensperson zum Gespräch mitzunehmen. Das betrifft auch die Sprechstunden bei Ihrem behandelnden Arzt oder Ihrer behandelnden Ärztin.

Kommt Ihnen dieses Vorgehen absurd vor? Wenn ja, dann prägt Sie vielleicht der große Respekt, der medizinischen Professionen von vielen Menschen entgegengebracht wird. Vielleicht haben Sie das Bild eines allwissenden Arztes in weißem Kittel vor Augen, der seinen Patienten sagt, wo es langgeht. Zum Glück hat sich das in den letzten Jahrzehnten geändert – es ist durchaus „erlaubt", dass Diagnosen kritisch hinterfragt werden. Das soll auf keinen Fall heißen, dass Mediziner und Medizinerinnen mit unsinnigen Diagnosen um sich werfen. Vertrauen ist wichtig. In den meisten Fällen fußen

Diagnosen auf ausführlichen Abwägungen und einem breiten Erfahrungswissen um die Erkrankungen und deren Verläufe – diagnostische Prozesse, die einem als Patient und Laie nicht unbedingt zugänglich sind.

ZWEIFEL GEHÖREN DAZU. Es geht um Sie und Ihre psychische Gesundheit. Darum ist es elementar, dass Sie Ihre Fragen, Zweifel und Unsicherheiten ernst nehmen. Schließlich geht es Ihnen darum, die Hintergründe Ihrer Beschwerden nachzuvollziehen, um etwas dagegen zu unternehmen. Und dabei ist der erste Schritt, die Diagnose zu verstehen.

Hin und wieder kommt es vor, dass mehrere Diagnosen gleichzeitig stimmen – zum Beispiel eine Abhängigkeitserkrankung und eine Depression – oder es ergeben sich viele Überlappungen zwischen den einzelnen Diagnosen und ihren Kriterien (siehe hierzu auch S. 23). Im ersten Fall ist es vor allem sinnvoll, das für Sie optimale Vorgehen zu besprechen, da die eine Erkrankung zur Entstehung und/oder der Aufrechterhaltung der anderen beitragen kann. Im zweiten Fall lautet für Psychiater und Psychotherapeuten die Regel, die am besten passende Diagnose zu wählen, selbst wenn ein oder mehrere Symptome als untypisch für diese gelten oder wiederum andere Symptome nicht vorkommen. Das ist nicht verwunderlich, denn schließlich handelt es sich bei Ihnen um eine echte Person und nicht um eine Auflistung von Symptomen in den Klassifikationssystemen. Ein pragmatisches Vorgehen in der Behandlung könnte in dem Fall bedeuten, auf Ebene des Symptoms konkret den Umgang zu suchen, der für Sie Entlastung bringt. Mehr dazu und zu den Berufsbildern von Psychiatern und Psychotherapeuten lesen Sie in Kapitel 3 ab S. 57.

DIE DEPRESSION ÜBERWINDEN

Depressionen sind gut behandelbar. In diesem Kapitel erfahren Sie, an wen Sie sich wenden können, wie Sie den für Sie passenden Therapieplatz finden und wie Medikamente helfen können.

Der erste Schritt ist der wichtigste

Auch wenn es schwerfällt:
Holen Sie sich professionelle Hilfe
für Ihren Weg raus aus der Depression.

Für Sie ist es jetzt wichtig zu überlegen, welche Schritte möglich und welche notwendig sind, damit es Ihnen besser gehen kann. In diesem Kapitel werden Sie mehr zu psychotherapeutischen Möglichkeiten und zu Medikamenten erfahren. Diese Informationen sollen Sie darin bestärken, sich erste Ziele zu setzen, und es Ihnen erleichtern, diese zu verfolgen.

Bei der Vermutung, eine Depression zu haben, ist es ein üblicher erster Schritt, sich an den Hausarzt oder die Hausärztin zu wenden. Hier wird gute und informierte Arbeit geleistet und die Beratung auch in Bezug auf psychische und psychosomatische Themen gehört zum grundlegenden Versorgungsauftrag von Hausärzten. Diese sind als erste Ansprechpartner in der medizinischen Versorgung vorgesehen. Trotzdem können Sie auch sofort einen Termin bei einem Psychiater, einer Psychiaterin, einem Psychotherapeuten oder einer Psychotherapeutin vereinbaren, falls Ihnen das lieber ist. Dazu brauchen Sie keine Überweisung durch Ihren Hausarzt. Die Wartezeiten sind jedoch in der Regel sehr lang. Das spricht dafür, sich zunächst an die hausärztliche Praxis zu wenden.

Es lohnt sich, vorweg eine Symptomliste zu machen (etwa anhand der Diagnosekriterien in Kapitel 1, S. 10/11). Für einige ist der Besuch in der ärztlichen Praxis mit Stress verbunden. Über das Thema psychische Störungen zu sprechen, fällt nicht immer leicht.

Wenn Sie Ihre Symptome gut kennen, können Sie als informierter Patient aktiv werden und mit der Hausärztin darüber sprechen, ob sie auf eine ähnliche Einschätzung kommt. Eine gute Vorbereitung verhindert, dass Sie sich nach dem Arztbesuch darüber ärgern, dass Sie das eine oder andere Thema nicht angesprochen haben. Die Übersicht über die verschiedenen Symptome ist auch wichtig, damit der Arzt nicht ausschließlich einzelne Beschwerden behandelt, etwa Muskelschmerzen mit der Empfehlung für Hitzepflaster.

Notieren Sie Ihre Symptome vor dem Arztbesuch und unterteilen Sie sie in Körper, Verhalten, Gedanken und Emotionen. Gut wäre auch, wenn Sie im Arztgespräch berichten könnten, wie lange die Symptome bereits anhalten.

Wenn Ihnen belastende Umstände bekannt und bewusst sind, nennen Sie auch diese. Sprechen Sie mit Ihrer Ärztin über Ihre Befürchtungen in Bezug auf Medikamente, zum Beispiel wegen möglicher Nebenwirkungen oder der Dauer der Einnahme. Im besten Fall kann Ihre Ärztin Ihnen helfen, die Symptome einzuordnen.

KÖRPERLICHE UNTERSUCHUNG: In der Hausarztpraxis wird Ihnen auch Blut abgenommen, um zu prüfen, ob den Symptomen zum Beispiel ein Nährstoffmangel oder eine Schilddrüsenunterfunktion zugrunde liegt, was konkret behandelt werden kann. Bei den Folgeuntersuchungen wird dann geprüft, ob sich Ihre Stimmungslage verändert beziehungsweise gebessert hat.

Wie hilft der Hausarzt?

Wenn Sie gemeinsam mit dem Arzt oder der Ärztin zu dem Schluss kommen, dass bei Ihnen eine Depression vorliegen könnte, ist die Frage wichtig: Wie lange hält die Depression schon an? Wenn es sich dabei um einige Wochen handelt, dann sollte der Arzt oder die Ärztin Sie an eine psychiatrische oder psychotherapeutische Praxis verweisen. Diese Entscheidung ist auch davon abhängig, ob Sie sich zum jetzigen Zeitpunkt eher eine medikamentöse (mehr dazu ab S. 79) oder eine psychotherapeutische Behandlung (ab S. 72) vorstellen können. Besprechen Sie auch das mit Ihrem Arzt oder Ihrer Ärztin. Möglicherweise vorhandene Ängste und Sorgen können so häufig gemildert werden.

Viele Hausärzte verschreiben Antidepressiva, auch das gehört zu deren Auftrag einer basalen psychosomatischen Versorgung. Gleichzeitig lohnt es sich immer, vor allem bei längerfristigen Problemen und spezielleren pharmakologischen Fragen eine Psychiaterin oder einen Psychiater hinzuzuziehen. Das ist zum Beispiel der Fall, wenn das erste hausärztlich verschriebene Medikament keine ausreichende Wirkung zeigt. Dies ist auch deshalb wichtig, da eine unzureichende oder unwirksame Medikation frustrieren und das Gefühl von Hoffnungslosigkeit verstärken kann. Auf diese Thematik wird in diesem Kapitel ab S. 83 ausführlicher eingegangen.

An dieser Stelle ist es wichtig, noch mal darauf hinzuweisen, dass Depressionen in unterschiedlicher Stärke auftreten oder sich verschlechtern können. Dann ist eine andere Strategie geboten, als abzuwarten oder sich auf die Suche nach einem Therapieplatz zu machen. Bei großer Verzweiflung, wenn Betroffene nicht mehr ein noch aus wissen, können Ärzte auch die Aufnahme in eine psychiatrische Klinik veranlassen. Und auch Sie können eigeninitiativ zum Beispiel in die Notaufnahme einer Klinik gehen. Hierzu brauchen Sie sich nicht zuvor beim Hausarzt vorgestellt haben.

Wann sollten Sie sich in eine Klinik einweisen lassen?

Wenn Suizidgedanken eine Rolle spielen, in Zeiten großer Verzweiflung und bei anderen starken Depressionssymptomen, ist es sinnvoll, stationär in eine Klinik aufgenommen zu werden. Viele Kliniken haben allgemeine psychiatrische Stationen, auf denen verschiedene Störungsbilder behandelt werden. In größeren Häusern gibt es auch Spezialstationen, zum Beispiel zur Behandlung von Depressionen oder Angststörungen. Die Klinik bietet einen notwendigen Raum und Zeit zur Stabilisierung und medikamentösen Einstellung. Sie hilft dabei, Struktur zu finden (zur Bedeutung von Struktur mehr in Kapitel 4, ab S. 95). Darüber hinaus bietet sie die Möglichkeit, aus dem eigenen Alltag auszusteigen, Belastungsfaktoren zumindest vorübergehend zu reduzieren und sich auf die eigene Genesung konzentrieren zu können. Mag die Idee, in eine Klinik zu gehen, für einige Betroffene ein Albtraum sein, bringt der dortige Rahmen die genannten Vorteile mit. Die Aufenthaltsdauer kann stark variieren, je nach Schwere der Symptome und der Einschränkungen im Leben. Sie liegt häufig zwischen zwei und mehreren Wochen, manchmal auch ein paar Monaten. Wichtig ist, dass Sie wissen, dass Sie, außer bei akuter Eigengefährdung (hierzu zählt nicht nur Suizidalität), immer selber entscheiden können, ob Sie wieder gehen möchten.

Das Angebot einer Klinik umfasst in der Regel Einzel- und Gruppensitzungen, Bewegung, Unterstützung durch einen Sozialarbeiter, ausführliche Informationen zu Medikamenten und eine medikamentöse Ein- oder Umstellung, eine körperliche Untersuchung und weitere therapeutische Angebote wie etwa Ergo-, Kunst-, Theater- oder Musiktherapie.

ALTERNATIVE TAGESKLINIK: Es gibt häufig die Möglichkeit, tagesklinisch untergebracht zu werden. Das bedeutet, dass man zu Hause schläft und morgens bis nachmittags in der Klinik ist. Das ist zum Beispiel für Menschen eine gute Lösung, die nur tagsüber Betreuungsmöglichkeiten für ihre Kinder haben.

Die Einweisung ins Krankenhaus kann über den Hausarzt, die Psychiaterin, eine psychiatrische Institutsambulanz, eine Notaufnahme oder den Psychotherapeuten stattfinden.

Den Weg aus der Depression finden

Bei leichter, erstmalig auftretender Depression können zunächst niederschwellige Interventionen wie zum Beispiel Selbsthilfegruppen, Angebote von Beratungsstellen oder onlinebasierte Interventionen vorgeschlagen werden. Ist es nicht die erste depressive Episode, kommt es zu keiner Besserung oder hat ein Patient oder eine Patientin schon gute Erfahrungen mit Psychotherapie oder Medikamenten gemacht, kommen diese auch bei einer leichten depressiven Episode infrage. Bei mittelschwerer Depression werden Psychotherapie oder Antidepressiva empfohlen, bei schwerer Depression eine Kombinationsbehandlung. Wenn Sie sich gegen eine dieser beiden Möglichkeiten entscheiden, steht es Ihnen völlig frei, nur eines dieser Verfahren zu nutzen. Gleichzeitig basiert die fachliche Empfehlung in der nationalen Leitlinie auf dem Ergebnis von zahlreichen Studien. Dabei geht es darum, mit welchem Verfahren beziehungsweise in diesem Fall mit welcher Kombination von Verfahren die beste Prognose für eine Verbesserung gestellt werden kann. Es gibt Menschen, die starke Vorbehalte gegen eine Psychotherapie oder pharmakologische Behandlung haben. Diese Vorbehalte sind nicht einfach aus der Welt zu schaffen, dennoch: Informieren Sie sich, auch mithilfe dieses Buches. Sprechen Sie mit jemandem über Ihre Bedenken, der sich auskennt. Häufig basieren Vorbehalte auf Ängsten oder Unwissenheit. Erst wenn Sie mehr Einzelheiten erfahren haben, können Sie eine informierte Entscheidung für oder gegen eine Behandlungsform treffen.

Was können Psychiater?

Die auf psychische Erkrankungen wie Depressionen spezialisierten Fachleute auf ärztlicher Seite sind Psychiaterinnen und Psychiater. Nehmen wir zum Beispiel eine Psychiaterin. Sie hat ein Universitätsstudium in Medizin abgeschlossen und im Anschluss daran die Weiterbildung zum Facharzt für Psychiatrie und Psychotherapie absolviert.

Wenn Sie diese Psychiaterin aufsuchen, können Sie damit rechnen, ein ausführliches diagnostisches Gespräch über Ihre Beschwerden und den Leidensdruck zu führen. Sie werden über Behandlungsmöglichkeiten beraten, in der Regel mit dem Schwerpunkt Medikation (mehr über Medikamente ab S. 79). Auch das psychotherapeutische Gespräch und die Vermittlung von Informationen über psychische Störungen spielen eine Rolle in der Behandlung. Weitere Termine werden dann mindestens alle drei Monate stattfinden. Einige Psychiater bieten außerdem wie psychologische Psychotherapeuten eine Psychotherapie an.

Was können Psychotherapeuten?

Es gibt ärztliche Psychotherapeuten und psychologische Psychotherapeuten. Ein psychologischer Psychotherapeut hat an einer Universität Psychologie studiert. Er hat das Studium entweder mit einem Diplom (so war es früher) oder mit einem Master of Science abgeschlossen und im Anschluss eine mehrjährige Fortbildung zum „Psychologischen Psychotherapeuten" gemacht. Viele Psychotherapeuten verfügen über einen Kassensitz und dürfen mit den gesetzlichen Krankenkassen abrechnen. Eine Voraussetzung dafür ist, dass sie die Fortbildung in einem der vier sogenannten Richtlinienverfahren gemacht haben, dazu später mehr ab S. 72.

In der Regel bieten Psychotherapeutinnen und -therapeuten (je nach Bedarf der Betroffenen) Sprechstunden sowie Kurz- und Langzeittherapien an, die eine ausführliche Diagnostik und eine Behandlung entsprechend der Fachkunde beziehungsweise des Richtlinienverfahrens umfassen. Psychologische Psychotherapeuten dürfen keine Medikamente verschreiben.

Der Vorteil einer Psychotherapie liegt vor allem in ihrer Langzeitwirkung. Dafür nimmt sie aber auch Zeit in Anspruch und kostet Kraft. Machen Sie sich aber klar, dass eine solche Therapie auch noch nach Ende der Behandlung weiterwirkt, da man all das, was man in den Therapiesitzungen gelernt hat, auch weiterhin im Alltag umsetzen und in schwierigen Situationen anwenden kann. Dies kann ein Argument für eine Psychotherapie, aber auch für eine kombinierte Behandlung sein.

Achten Sie bei der Vereinbarung eines Gesprächs mit einem Psychotherapeuten unbedingt darauf, ob er eine Kassenzulassung hat, also mit der gesetzlichen Krankenkasse abrechnen kann. In der Regel steht dann auf dem Praxisschild so etwas wie „Alle Kassen“, bei „Privatpraxen“ ist dies nicht der Fall. Genauso wichtig für die Abrechnungsmöglichkeit ist, dass er eine Ausbildung in einem Richtlinienverfahren hat (siehe S. 72).

Die Krux mit den Psychotherapieplätzen

Für gesetzlich Versicherte ist es leider nicht so leicht, einen Psychotherapieplatz zu finden. Was tun?

Es fehlt leider an ausreichenden Psychotherapieplätzen, das führt zu langen Wartezeiten. Es lohnt aber auf jeden Fall, sich um einen Platz zu bemühen und in Geduld zu üben.

Wer privat versichert ist oder Beihilfe erhält, wer bei der Bundeswehr, Feuerwehr oder Polizei angestellt ist oder wer selbst zahlen kann oder möchte, hat die Möglichkeit, rasch in einer Praxis unter-

Der Weg zum Therapieplatz

Mit drei klaren Zielen vor Augen fällt die Suche nach einem Therapieplatz leichter.

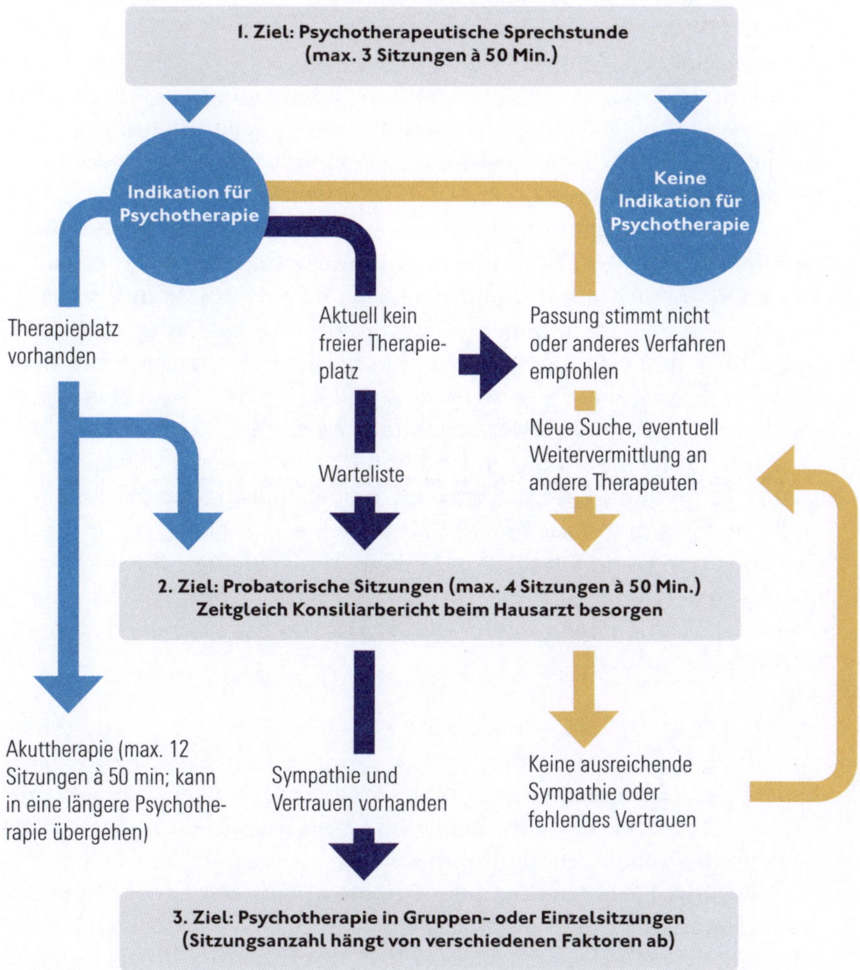

zukommen, die privat abrechnet. Erkundigen Sie sich bei Ihrer Versicherung nach genauen Informationen.

Gesetzlich Versicherte folgen am besten dem auf S. 63 dargestellten Weg von der therapeutischen Sprechstunde über probatorische Sitzungen hin zur eigentlichen Psychotherapiesitzung. Dieser Weg folgt drei gesteckten Zielen.

Ziel 1: Die psychotherapeutische Sprechstunde

Der erste Schritt besteht darin, eine psychotherapeutische Sprechstunde zu vereinbaren. In einer solchen Sprechstunde haben Sie die Möglichkeit, Ihre Beschwerden und Belastungen zu schildern, eine erste Einschätzung zu erhalten und sich beraten zu lassen, welche Schritte infrage kommen.

Eine Terminvermittlung für diese Sprechstunde gibt es über die Telefonnummer 116 117. Das ist die Terminservicestelle der Kassenärztlichen Vereinigung. Psychotherapeuten sind verpflichtet, diese Termine anzubieten, unabhängig davon, ob es freie Therapieplätze in ihrer Praxis gibt oder nicht. Ein Termin für eine solche Sprechstunde ist daher kein Garant für einen Psychotherapieplatz. Möglicherweise werden Sie aber in eine Warteliste aufgenommen.

Außerdem können Sie über Online-Plattformen wie therapie.de oder psych-info.de Psychotherapeuten und -therapeutinnen finden und direkt Kontakt aufnehmen. Wundern Sie sich nicht: Die meisten Praxen haben keine Sprechstundenhilfe, das bedeutet, Sie werden über Webseite oder Anrufbeantworter erfahren, wann Sprechzeiten sind, und nehmen dann telefonischen Kontakt auf oder senden eine E-Mail.

BEREITEN SIE DIE KONTAKTAUFNAHME VOR! Es lohnt sich, folgende Informationen parat zu haben: Ihr Anliegen (eine Sprechstunde vereinbaren), Ihre Beschwerden (Sie müssen nicht zu sehr ins Detail gehen), wann Sie Zeit haben (tagsüber, morgens, nur abends, kann auch langfristig Termine wahrnehmen) sowie Ihre Telefonnummer und E-Mail-Adresse.

Diese Sprechstunden können auch dazu dienen, verschiedene Therapeutenpersönlichkeiten kennenzulernen, um zu entscheiden, wer zu Ihnen passt (siehe S. 66). Lassen Sie sich auf alle infrage kommenden Wartelisten setzen, das erhöht Ihre Chance auf einen Platz.

Denken Sie auf jeden Fall daran, sich das Formular PTV11 in der psychotherapeutischen Praxis ausstellen zu lassen. Es bestätigt, dass die Sprechstunde stattgefunden hat. Bei mehreren Absagen kann es dazu dienen, bei der Krankenkasse eine Behandlung bei einer psychotherapeutischen Praxis ohne Kassenzulassung zu erreichen, im Rahmen des Kostenerstattungsverfahrens (dazu mehr auf S. 70).

Ziel 2: Die probatorische Sitzung

Im besten Fall führt die Sprechstunde oder der Wartelistenplatz zum nächsten Etappenziel, den probatorischen Sitzungen. Diese Sitzungen dienen wiederum der Klärung, Wissensvermittlung und eingehender Diagnostik. Häufig wird in diesen Sitzungen auch ein erster Therapieplan besprochen.

Eine mögliche Abkürzung ist die sogenannte Akuttherapie: Stecken Sie in einer schweren seelischen Krise, können Sie eine Akuttherapie beginnen, die später in eine längere Psychotherapie übergehen kann. Doch auch eine Akuttherapie kann nur dann angeboten werden, wenn der Therapeut oder die Therapeutin einen freien Platz hat. Eine dauerhafte Heilung ist von einer Akuttherapie nicht zu erwarten, eher kann eine Linderung oder eine vorübergehende Stabilisierung erreicht werden.

In jedem Fall sollten Sie die probatorischen Sitzungen auch dazu nutzen, um zu prüfen, ob Sie sich die Zusammenarbeit mit diesem Therapeuten oder dieser Therapeutin überhaupt vorstellen können. Denn immer wieder bestätigen Studien, dass ein großer Teil des Therapieerfolges mit der therapeutischen Beziehung, also der zwischen Patient und Therapeut, erklärt wird. Die Wahl des Therapeuten ist demnach sogar wichtiger als die Wahl der Therapieform. Diese Beziehung hat einen professionellen Charakter, es handelt sich um eine Behandlung. Gleichzeitig ist es eine sehr persönliche Beziehung, in dieser Hinsicht jedoch einseitig. Die Checkliste auf S. 66 hilft Ihnen bei der Entscheidung, ob ein Therapeut oder eine Therapeutin zu Ihnen passt.

WIE FINDE ICH DEN RICHTIGEN THERAPEUTEN?

Prüfen Sie in den probatorischen Sitzungen, ob die Passung gegeben ist. Folgende Fragen helfen dabei.

FRAGEN

- ○ Fühle ich mich sicher genug, um mich öffnen zu können?
- ○ Redet der Therapeut, die Therapeutin sehr viel über sich selbst?
- ○ Sind die Grenzen der therapeutischen Beziehung klar? Dazu gehört zum Beispiel, dass geklärt ist, wie und wann die Therapeutin oder der Therapeut erreichbar ist; dass kein Körperkontakt hergestellt wird, keine Kontakte in der Freizeit stattfinden und Ähnliches.
- ○ Ist das Gespräch auf Augenhöhe oder fühle ich mich abgewertet?
- ○ Können wir Therapieziele vereinbaren?
- ○ Kann ich Kritik oder Wünsche äußern, auf die angemessen reagiert wird?
- ○ Habe ich den Eindruck, dass man mir Empathie entgegenbringt?

HINWEISE

- ○ Verlassen Sie sich dabei auch auf Ihr Gefühl! Wenn die Chemie nicht stimmt, merkt man das meist schnell.
- ○ Es kann auch sein, dass Ähnlichkeiten mit einer Person bestehen, die Sie nicht sonderlich mögen. Auch das erschwert den Einstieg.
- ○ Wenn Sie in den ersten Sitzungen allerdings auf Themen stoßen, die Sie schon lange begleiten, liegt es vielleicht eher an verinnerlichten Mustern. Dann könnte es sinnvoll sein, genau das in der nächsten Sitzung zu thematisieren.
- ○ Empfehlungen von Freunden und Bekannten können hilfreich sein, aber selbst wenn jemand diesen einen Therapeuten ganz toll findet, muss das Ihnen nicht auch so gehen.

Ziel 3: Die Psychotherapie

Um die eigentliche Psychotherapie zu beantragen, brauchen Sie einen Konsiliarbericht Ihres behandelnden Arztes, der bestätigen soll, dass Ihrer psychischen Symptomatik keine körperliche Krankheit zugrunde liegt. Sprechen Sie bei Bedarf Ihren Hausarzt darauf an.

Nach der Sprechstunde und den probatorischen Sitzungen beginnt die eigentliche Psychotherapie, deren Umfang und Frequenz von der Psychotherapieform, den gesetzlichen Vorgaben und Ihrem Bedarf abhängen. In den meisten Fällen sind es einmal wöchentlich 50 Minuten. Mehr über die Therapieformen erfahren Sie ab S. 72.

Die Wartezeit überbrücken

Zahlen aus dem Jahr 2019 zeigen, dass die durchschnittliche Wartezeit auf eine Sprechstunde bei etwa sechs Wochen liegt. Bis zum Beginn einer Psychotherapie vergehen im Durchschnitt 20 Wochen. Diese Zahlen haben sich vermutlich in der Pandemie deutlich verschlechtert. Die Vorstellung, so lange warten zu müssen, kann erschreckend sein. In diesem Buch finden Sie Vorschläge, um die Wartezeit zu überstehen. Dazu zählen zum Beispiel Online-Therapieverfahren (siehe S. 60), aber auch Klinikeinweisungen (siehe S. 59). Starten Sie mit den folgenden beiden Vorschlägen:

1 **SELBSTHILFE:** Kümmern Sie sich um sich selbst, es lohnt sich. Zur Selbsthilfe gehören alle Schritte, die Sie gehen können, um Ihr Leid und die Belastung zu verringern. So gibt es eine Vielfalt an Podcasts und Literatur mit soliden Infos zu Depressionen und Selbstfürsorge. Einige Fragen, die Sie sich während der Wartezeit stellen können, sind: Wenn die Therapie für mich wirkt, wie werde ich mich dann fühlen? Welche Veränderungen soll es in meinem Leben geben? An welchen Bereichen in meinem Leben möchte ich arbeiten? Bleiben Sie nachsichtig und erwarten Sie keine Leistung von sich! Wie Selbsthilfe konkret aussehen kann, lesen Sie ab S. 94.

2 **BERATUNGSSTELLEN:** Verschiedene Träger (etwa kirchliche oder städtische) bieten in der Regel unkompliziert Beratungstermine an. Hier arbeiten Sozialarbeiter, Sozialpädagogen oder Psychologen (meist ohne psychotherapeutische Zusatzausbildung). Sie können keine Psychotherapie durchführen. Sehr wohl möglich sind

aber stützende, klärende Gespräche, Verständnis und zum Teil konkrete Hilfe zur Reduzierung äußerer Belastungsfaktoren, auch über mehrere Termine hinweg. Zu den Anlaufstellen gehört auch der Sozialpsychiatrische Dienst. Er berät und begleitet Menschen in Krisensituationen. Das kann zum Beispiel in Gruppenangeboten, in Form von Unterstützung bei Behörden und in Angehörigengesprächen stattfinden. Neben allgemeiner psychosozialer Beratung bieten Beratungsstellen Hilfe bei Problemen wie Sucht oder häuslicher Gewalt, sie gehen speziell auf die Belange von älteren Menschen, Kindern und Jugendlichen ein oder beraten bei Familienproblemen und in Ehekrisen. Sie finden die Adressen und Ansprechpartner im Internet. Häufig kann die Beratung auf Wunsch auch anonym stattfinden.

Apps können helfen

Für viele Menschen ist die Vorstellung absurd, von einer App behandelt zu werden, und das ist okay. Wenn Sie aber neugierig sind, setzen Sie sich mit den Angeboten auseinander. Die Wirkung von Apps wurde bei der Vorbeugung und für leichte Depressionen nachgewiesen. Bei mittelgradigen oder schweren Depressionen ist ein Online-Kurs zwar nicht ausreichend, kann aber unterstützen oder helfen, die Wartezeit zu überbrücken. Gegenüber der Selbsthilfeliteratur haben Apps den Vorteil, dass sie ein interaktives Vorgehen ermöglichen.

Die meisten Apps sind verhaltenstherapeutisch orientiert und helfen, Gefühle zu reflektieren, die eigenen negativen Gedanken zu unterbrechen und mehr Aktivität im Alltag einzubauen. Es handelt sich um einen überschaubaren Zeitraum von zum Beispiel sechs Wochen, und man sollte etwa zwei Stunden pro Woche einplanen, um sich mit den einzelnen Modulen auseinanderzusetzen. Sollte sich jedoch Ihr Zustand verschlechtern oder keine Verbesserung eintreten, suchen Sie bitte direkte Hilfe auf (siehe S. 59).

THERAPIE-APPS IM TEST: Wir haben 2019 acht Online-Angebote untersucht und konnten damals vier davon empfehlen: die Apps Deprexis 24, Moodgym sowie zwei Apps von Get.On. Da alle Apps Besonderheiten haben, kann es sich lohnen, mehrere auszuprobieren. Mehr über den Test und generelle Infos zu derartigen Apps gibt es hier: test.de/online-psychotherapie.

Auf den Internetseiten Ihrer Krankenkasse können Sie nach passenden Angeboten suchen. Die Kosten dafür werden von gesetzlichen Krankenversicherungen im Rahmen der digitalen Gesundheitsanwendungen (DiGa) übernommen. Dazu benötigen Sie zunächst eine Diagnose von einem Hausarzt, Psychiater oder Psychotherapeuten. Lassen Sie sich ein Rezept für die digitale Gesundheitsanwendung ausstellen. Dieses können Sie bei Ihrer Krankenkasse in Papierform oder digital einreichen. Die Krankenkasse stellt Ihnen dann einen Zugangscode zur Verfügung, mit dem Sie die App herunterladen und mit dem Kurs starten können.

Übrigens übernehmen die gesetzlichen Krankenkassen auch die Kosten für andere Angebote wie beispielsweise Entspannungs- und Meditations-Apps, die ebenfalls die seelische Gesundheit unterstützen können.

Selbsthilfegruppen

In Selbsthilfegruppen kommen Menschen mit ähnlichen Krankheiten oder ähnlichen psychischen Leiden zusammen. Betroffene können sich in diesem Rahmen austauschen. Das ist für sie in der Regel sehr hilfreich und entlastend, weil sie sich verstanden fühlen, sich nicht mehr als der oder die „einzige Kranke" wahrnehmen und weil in den Gruppen wichtige Informationen ausgetauscht werden, von denen alle profitieren können. Ein sehr wichtiger Aspekt ist, dass Selbsthilfegruppen die Möglichkeit bieten, aus der sozialen Isolation, die viele Menschen erleben, herauszukommen. Die Gruppen können von einzelnen Personen geleitet werden oder als lose Zusammenkunft stattfinden. Auch die Frequenz ist unterschiedlich, meist finden die Treffen wöchentlich statt.

In den Gruppensitzungen finden Fragen Raum, wie etwa: Welche Probleme treten in meinem Beruf oder meinem Umfeld auf? Wie kann ich damit umgehen? Was hat anderen geholfen? Kommt das für mich auch infrage?

Selbsthilfegruppen gibt es in vielen Städten und Gemeinden. Um eine Gruppe zu finden, können Sie die Website der Nationalen Kontakt- und Informationsstelle zur Anregung und Unterstützung von Selbsthilfegruppen (NAKOS, www.nakos.de) nutzen, manchmal wissen auch die behandelnden Ärztinnen und Ärzte oder das zuständige Gesundheitsamt Rat.

Falls Sie keinen Zugang zu Selbsthilfegruppen haben, bieten sich auch Selbsthilfeforen im Internet an. Sie sollten aber darauf achten, dass diese fachlich moderiert werden, damit ein gewisser Qualitätsstandard gewährleistet ist. Werfen Sie zum Beispiel einen Blick auf diskussionsforum-depression.de.

Kostenerstattungsverfahren in dringenden Fällen

Die gesetzlichen Krankenkassen bezahlen normalerweise nur Psychotherapien bei Psychotherapeuten und -therapeutinnen mit Kassenzulassung. Wenn Sie nachweisen können, dass Sie dringend Psychotherapie benötigen und dass Sie in der kassenärztlichen Versorgung keinen Therapieplatz finden konnten, gibt es die Möglichkeit, auf das Kostenerstattungsverfahren zurückzugreifen. Die Krankenkassen sind dazu verpflichtet, die Kosten dann bei einer privat abrechnenden psychotherapeutischen Praxis zu übernehmen.

Bitte freuen Sie sich nicht zu früh. Tatsächlich sind in der Vergangenheit diese Anträge seitens der Kassen häufig abgelehnt worden. Die Begründung lautet, dass Betroffene die Sprechstunden nutzen, sich an die Terminservicestelle der Kassenärztlichen Vereinigung wenden und eine Akuttherapie in Anspruch nehmen sollen. Diese drei Möglichkeiten sind aber keine guten Lösungen für Menschen, die mit einer schweren psychischen Störung auf der Suche nach Hilfe sind, sie reichen schlicht nicht aus. Außerdem können die Berater in der Terminservicestelle nicht wissen, ob der vermittelte Psychotherapeut, zu dem der Patient in die Sprechstunde geht, tatsächlich eine Psychotherapie anbieten kann oder bereits ausgebucht ist. So sucht der Patient eventuell mehrere Sprechstunden auf, ohne dass ihm langfristig geholfen werden kann.

Trotz der Hürden kann es sich lohnen, das Kostenerstattungsverfahren anzuschieben. Wie Sie dabei vorgehen sollten, ist auf S. 71 dargestellt. Eine weitere Zusammenfassung finden Sie im Internet unter dptv.de, „Wissensdatenbank“, dort den Suchbegriff „Kostenerstattung“ eingeben und darunter in der Rubrik „Art“ „Patienteninformation“ anklicken. Danach „Wenn ich keinen Psychotherapieplatz finde“ wählen und als PDF downloaden.

Der Weg zur Kostenerstattung

Laut den Empfehlungen des Berufsverbandes Deutsche Psychotherapeutenvereinigung können Sie wie folgt vorgehen:

1 TERMIN Über die Terminservicestelle oder direkt bei einem psychotherapeutischen oder ärztlichen Psychotherapeuten können Sie einen Termin für eine Sprechstunde vereinbaren.

2 DRINGLICHKEIT Wird in der Sprechstunde eine dringende Notwendigkeit (Indikation) für eine Richtlinienpsychotherapie festgestellt, lassen Sie sich diese auf dem Formular PTV11 bestätigen. Sollten Sie einen behandelnden Psychiater (ambulant oder in einer Klinik) haben, kann dieser Ihnen ebenfalls die Dringlichkeit bestätigen.

3 PROTOKOLL Führen Sie Protokoll über die Versuche, bei einem niedergelassenen Psychotherapeuten einen Therapieplatz zu finden. Notieren Sie den Namen des Therapeuten oder der Therapeutin, Tag und Uhrzeit der Anfrage und die Absage bzw. die angegebene Wartezeit.

4 ANFRAGEN BEI PRIVATPRAXEN Fragen Sie bei Psychotherapeuten mit Privatpraxis nach freien Plätzen an. Bitten Sie den Psychotherapeuten, den freien Platz schriftlich zu bestätigen. Achten Sie unbedingt darauf, dass dieser Psychotherapeut ein Richtlinienverfahren anbietet (welche Verfahren das sind, erfahren Sie ab S. 72).

5 ANFRAGEN BEI KRANKENKASSE Wenn Sie einen freien Platz gefunden haben, fragen Sie direkt bei Ihrer Krankenkasse nach, wie Sie eine Psychotherapie im Kostenerstattungsverfahren nach §13 Abschn. 3 SGB V beantragen können.

6 ANTRAG Für den Antrag sind in der Regel die zuvor aufgeführten Dokumente notwendig sowie ein formloses Anschreiben, in dem Sie Ihre individuellen Gründe darlegen, warum Sie auf das Kostenerstattungsverfahren zurückgreifen möchten. Der Psychotherapeut wird Sie in den weiteren Schritten bei der Beantragung unterstützen.

Leider zeigt die Erfahrung, dass die Kassen diese Anträge oft ablehnen. Patienten sollen stattdessen die Sprechstunden und den Terminservice der Kassenärztlichen Vereinigung nutzen oder eine Akuttherapie in Anspruch nehmen. Diese Lösungsvorschläge sind aber oft nicht ausreichend. Trotzdem kann es sich lohnen, das Kostenerstattungsverfahren anzuschieben. Wenn es Ihnen sehr schlecht geht, sollten Sie aber auch die Möglichkeit einer Klinikeinweisung (S. 59) in Erwägung ziehen. Dieser Schritt mag zunächst schwerfallen, erweist sich aber oft als gute Entscheidung.

Psychiatrische Institutsambulanzen

Wenn Sie Schwierigkeiten haben, zeitnah einen Termin etwa bei einem Psychotherapeuten oder einer Psychiaterin zu bekommen, gibt es auch die Möglichkeit, sich an eine sogenannte Psychiatrische Institutsambulanz (PIA) zu wenden. Diese Einrichtungen sind an ein psychiatrisches Krankenhaus angebunden. Der Schwerpunkt in der Versorgung liegt bei der Behandlung schwer und chronisch Erkrankter. Diese Ambulanzen sollen zudem gewährleisten, dass Menschen, die keine andere Anbindung finden können, diagnostiziert und behandelt werden.

Die Institutsambulanzen sind mit Ärzten, Psychologen und Psychotherapeuten sowie Sozialarbeitern besetzt – seien es Männer oder Frauen. Die Termine finden in der Regel in größeren Abständen statt und sollen zum Beispiel die medikamentöse Versorgung sicherstellen. Einige Institutsambulanzen bieten auch Gruppentherapieangebote an. Sie finden die Kontakte, wenn Sie im Internet nach PIA suchen, beziehungsweise auf der Seite Ihres nächstgelegenen Krankenhauses, an das auch eine Psychiatrie angebunden ist.

Welche Psychotherapieformen gibt es?

Wie genau eine Psychotherapie abläuft, hängt auch davon ab, welches Verfahren gewählt wird.

Das deutsche Krankenkassensystem bezahlt nur für Therapien in Psychotherapieverfahren, deren Wirksamkeit in ausreichender Form wissenschaftlich nachgewiesen ist. Außerdem muss die Qualität geprüft sein und es muss eine medizinische Notwendigkeit für die Behandlung vorliegen. Zu den sogenannten Richtlinienverfahren gehören analytische Psychotherapie, tiefenpsychologisch orientierte Verfahren, Verhaltenstherapie und systemische Therapie. Das ist unter anderem deshalb wichtig zu wissen, weil es eine sehr, sehr große Anzahl unterschiedlicher Therapieverfahren zur Behandlung psychischer Probleme gibt. Dazu gehören auch Expressive Arts Therapy, Körperpsychotherapie, Gesprächspsychotherapie, Gestalttherapie, interpersonelle Therapie und andere. Vermutlich haben diese Therapieformen ganz unterschiedliche Berechtigungen. Eines eint sie jedoch: Die Kasse zahlt nicht dafür.

Gleiches gilt für Psychotherapieleistungen von Heilpraktikerinnen und Heilpraktikern, für die die Kosten in der Regel nicht übernommen werden. Auch wenn es unter ihnen durchaus einige gibt, die eine gute, wissenschaftsbasierte Therapie anbieten, ist es wichtig, sich darüber bewusst zu sein, dass Heilpraktiker keine staatlich geprüfte Ausbildung zum Psychotherapeuten machen. Sie dürfen sich auch nicht als Psychotherapeuten bezeichnen – oft steht auf dem Praxisschild „Heilpraktiker (Psychotherapie)". Das Angebot für die Behandlung kann bei Heilpraktikern etwa Ohrakupunktur, Shiatsu, ätherische Öle, Kräuter- oder Klopftherapie umfassen.

WIRKUNG NICHT NACHGEWIESEN: Die Methoden der Heilpraktiker mögen bei manchen tatsächlich hilfreich sein, eine Wirkung ist wissenschaftlich jedoch nicht nachgewiesen. Und manches ist wirklich Humbug. Die Lektüre dieses Buches kann Ihnen dabei helfen, zu prüfen, auf welcher Basis ein Heilpraktiker eine Therapie anbietet.

Analytische Psychotherapie

Die analytische Psychotherapie (AP) ist eines der Richtlinienverfahren, das heißt, dass die gesetzlichen Krankenkassen die Behandlungskosten übernehmen und dass es wissenschaftliche Nachweise für die Wirksamkeit gibt. Sie ist die älteste Form der modernen Psychotherapie und wurde aus der Psychoanalyse entwickelt, die auf Sigmund Freud zurückgeht. Es ist außerdem das Therapieverfahren, an das Laien beim Stichwort „Psychotherapie" meist zuerst denken. Auch Sie kennen sicherlich die Darstellung der Psychoanalyse in Filmen, bei der die Patientin oder der Patient auf der sprichwörtlichen Couch liegt.

In der Theorie der Psychoanalyse gehen aktuelle psychische Probleme auf sogenannte innere Konflikte in der frühen Kindheit zurück. Diese Konflikte sind so schmerzhaft gewesen, dass sie ins Unterbewusstsein verdrängt wurden, weshalb man heute keinen einfachen Zugriff auf diese Erinnerungen hat. In der analytischen Psychotherapie geht es nun darum, in möglichst freier Form alles, was Betroffenen durch den Kopf geht, auszusprechen, ohne dies zu beurteilen oder zu bewerten. Auf diese Weise sollen verdrängte Gedanken, Impulse und Gefühle wieder bewusst und noch einmal durchlebt werden.

DISTANZIERTER KONTAKT: Die Rolle des Therapeuten oder der Therapeutin in der analytischen Psychotherapie ist es, sich als Projektionsfläche anzubieten und sich insgesamt sehr zurückzuhalten. Häufig sitzt er oder sie außerhalb des Blickfelds des Patienten, der im klassischen Setting auf einer Liege liegt, und bietet nur hin und wieder Interpretationen von Gedankengängen an, die zu einem weiteren Nachdenken anregen sollen.

Im Unterschied zu den anderen hier vorgestellten Psychotherapieformen ist das Ziel der Analyse nicht die Heilung bestimmter Symptome, es geht vielmehr um eine Reifung und Persönlichkeitsentwicklung.

Diese Form der Therapie ist sehr zeitintensiv. Die Termine finden zwei bis drei Mal wöchentlich statt und die Therapie kann insgesamt mehrere hundert Sitzungen umfassen. Damit unterscheidet sich die analytische Psychotherapie im Umfang und in der Dauer deutlich von den anderen Psychotherapieformen.

Tiefenpsychologisch fundierte Therapie

Auch die tiefenpsychologisch fundierte Therapie (TP) geht auf die Psychoanalyse zurück und sieht die Ursachen für psychische Probleme ebenfalls in ungelösten Konflikten in der Vergangenheit. In der TP spielen die Ursachenforschung und somit die Biografie eine wichtige Rolle, allerdings ist ein Behandlungsziel klarer definiert als in der zuvor beschriebenen analytischen Psychotherapie. Der Therapeut oder die Therapeutin nimmt eine deutlich aktivere Rolle ein und sitzt dem Patienten im Gespräch gegenüber und unterstützt ihn, sich die ungelösten Konflikte bewusst zu machen. Durch das Erinnern und Durchleben sollen die Symptome aufgelöst und die Depressionen geheilt werden. Zur Behandlung gehören auch Techniken, die Gefühle aktivieren und so spürbar machen sollen (wie zum Beispiel Malen, Rollenspiel, Arbeit mit Symbolen). Die Termine finden ein- bis zweimal wöchentlich statt, die Therapie umfasst bis zu 150 Sitzungen.

Verhaltenstherapie

Die Verhaltenstherapie (VT) ist eine jüngere Therapieform, die ursprünglich aus der Lerntheorie entstanden ist. Das bedeutet, dass sie zunächst auf der Grundannahme basierte, dass psychische Erkrankungen durch ungünstige Lernerfahrungen ausgelöst werden. Betroffene können also in gewisser Weise „umlernen", um ihren Weg aus dem Tief zu finden.

Heute werden jedoch unter dem Namen Verhaltenstherapie verschiedene Behandlungsmethoden zusammengefasst und in der Praxis miteinander kombiniert. Praktische Ansätze können in der Behandlung einer Depression beispielsweise sein, dass der Patient lernt, sein Verhalten zu verändern, indem er wieder aktiver wird. Außerdem setzt er sich im Rahmen der Therapie auf gedanklicher Ebene mit ungünstigen Denkmustern auseinander und findet Wege, diese zu verändern. Er lernt seine Emotionen besser zu benennen, zu verstehen und zu akzeptieren und sich mit dem körperlichen Ausdruck der Symptome zu befassen.

Häufig umfasst die Therapie Übungen, die in den Sitzungen oder zu Hause gemacht werden. Das kann zum Beispiel sein, ein neues Verhalten auszuprobieren, vor dem man Angst hat, oder Veränderungen schriftlich festzuhalten. Die Psychotherapeutin nimmt eine aktive, wertschätzende und unterstützende Haltung ein. Die Auseinandersetzung mit der Biografie des Patienten ist auch hier ein unerlässlicher Teil der Therapie, ihr kommt jedoch unterschiedlich viel Aufmerksamkeit zu. Das ist abhängig vom vereinbarten Therapieziel. Die Termine finden in der Regel einmal wöchentlich statt, es gibt maximal 80 Sitzungen.

Systemische Therapie

Die systemische Therapie (ST) gehört erst seit 2020 zu den anerkannten Richtlinienverfahren. Die Grundhaltung der systemischen Therapeutinnen und Therapeuten ist, dass eine gestörte Psyche ein Ausdruck eines gestörten Systems ist. Zu diesem System gehören in erster Linie die Familie beziehungsweise die Familienmitglieder, der Freundes- und Kollegenkreis, also das gesamte soziale Umfeld, aber auch Institutionen. Gleichzeitig stellt jeder Einzelne mit seinen unterschiedlichen Anteilen wiederum ein System in sich selbst dar. Die Entstehung und Aufrechterhaltung psychischer Probleme sind also immer im Kontext von Beziehungen zu sehen und müssen auch in diesem Zusammenhang aufgelöst werden. Dazu müssen die anderen Mitglieder des Systems nicht unbedingt anwesend sein, können aber einbezogen werden. Ein Ziel der Therapie kann sein, dass der Patient seine eigene Position und Rolle im System überdenkt, versteht und dadurch ermächtigt wird, diese zu verändern. Das zeigt sich zum Beispiel in einer veränderten Art zu kommunizieren. Wenn sich ein Teil eines Systems verändert, werden auch die anderen Teile in Bewegung kommen. Die Therapie umfasst auch aktive Übungen, wie etwa das Aufstellen von Figuren, um das Familiensystem zu verdeutlichen. Die Abstände zwischen den Sitzungen sind größer und unregelmäßig, das richtet sich nach dem Bedarf des Patienten. ST beinhaltet bis zu 48 Sitzungen.

Die richtige Wahl treffen

Auf der Ebene der nationalen Leitlinien werden alle vier genannten Richtlinienverfahren zur Behandlung von Depression empfohlen. Für die kognitive Verhaltenstherapie liegen mit Abstand die meisten Wirksamkeitsbelege zur Behandlung von Depressionen vor. Das bedeutet, dass ihre Wirkung ausreichend wissenschaftlich nachgewiesen wurde. Die Frage, welches Therapieverfahren für Sie persönlich das richtige ist, ist damit natürlich noch nicht beantwortet. Aber die gute Nachricht lautet: Die Suche nach der Antwort liegt bei Ihnen! Nach der Lektüre der gesammelten Informationen zur Entstehung und Aufrechterhaltung von Depressionen können Sie sich die Fragen auf S. 77 stellen, um sich für ein Therapieverfahren zu entscheiden.

WELCHE THERAPIEFORM PASST ZU MIR?

Verschiedene Wege führen aus dem Tief der Depression heraus. Folgende Fragen helfen, den für Sie besten Weg zu finden.

Möchte ich mich intensiv mit meiner Biografie und der Vergangenheit beschäftigen?

Möchte ich mich eher mit der Gegenwart beschäftigen, aktuelle Probleme bearbeiten und Gefühle und Gedanken erforschen?

Habe ich den Eindruck, dass das System, in dem ich lebe (Familie, Beruf, Freundschaften usw.) einen großen Einfluss auf meine Beschwerden hat?

Kann ich mir eine Behandlung vorstellen, in der ich eher selten Rückmeldung bekomme und der Kontakt zum Therapeuten eher distanziert ist?

Stelle ich mir einen direkten Austausch vor?

Bin ich bereit und in der Lage, mehrfach pro Woche Sitzungen wahrzunehmen?

Analytische Psychotherapie

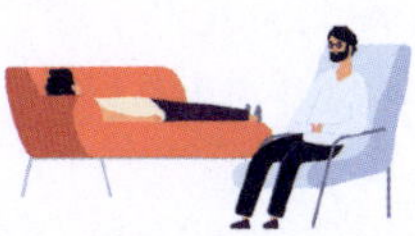

Tiefenpsychologisch fundierte Therapie

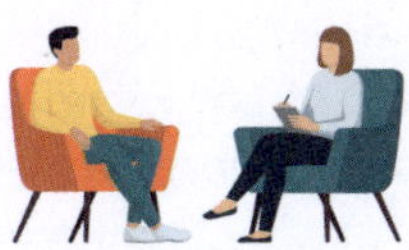

Verhaltenstherapie

Systemische Therapie

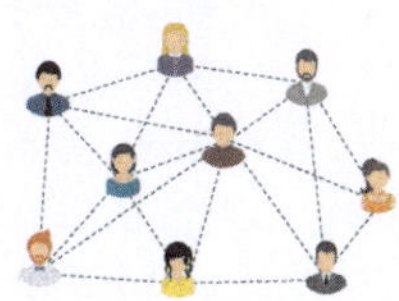

Besonders wichtig ist außerdem: Sie müssen sich, wenn Sie nach einem Therapieplatz suchen, nicht von Beginn an auf ein bestimmtes Verfahren festlegen. Sprechstunden (siehe S. 64) und probatorische Sitzungen (siehe S. 65) dienen auch dazu, zu testen und zu hinterfragen, ob Sie mit dem jeweiligen Verfahren etwas anfangen können. Wenn Sie sich nicht sicher sind, dann stellen Sie der Therapeutin oder dem Therapeutin folgende Fragen: „Wie gehen Sie vor?" „Worauf sollte ich mich einstellen, wenn ich in diesem Verfahren eine Therapie beginne?"

Eine Sache haben jedoch alle Therapieverfahren gemein: Als Patientin oder Patient sollten Sie die Bereitschaft mitbringen, aktiv mitzuarbeiten.

Nebenwirkungen sind möglich

Beim Begriff „Nebenwirkungen" denken die meisten sofort an Medikamente. Doch bei allen Behandlungen, die eine Wirkung erzielen, besteht auch die Möglichkeit, dass unerwünschte Nebenwirkungen auftreten. Das gilt auch für eine Psychotherapie!

Zu den möglichen Nebenwirkungen gehört, dass sich die Symptome während einer Therapie zunächst verschlimmern können, unter anderem, weil Ihre Beschwerden in den Mittelpunkt gerückt werden. Das ist Teil des Therapieprozesses und Sie müssen darüber informiert werden.

Die Erfahrung zeigt, dass die Anfangszeit einer Therapie für Patientinnen und Patienten besonders herausfordernd sein kann. Wenn der Start auch für Sie hart wird, versuchen Sie, trotzdem am Ball zu bleiben. Mit der Zeit wird es leichter. Und Tatsache ist: Die meisten Probleme lassen sich nur dann aktiv lösen, wenn man sich Ihnen zuwendet.

Eine weitere mögliche Nebenwirkung ist, dass sich im Laufe einer Psychotherapie Beziehungen verändern können. Dies passiert dann, wenn Sie Ihre Kommunikationsmuster ändern, wenn Sie zum Beispiel beginnen, Grenzen zu setzen (mehr zu diese Thema erfahren Sie auf S. 131). Das wird nicht in jeder Situation in Ihrem Umfeld für Beifall sorgen – wer hört schon gerne ein „Nein", vor allem wenn man das von Ihnen gar nicht gewöhnt ist? Erinnern Sie sich in solchen Situationen immer daran, dass es in einer Therapie darum geht, langfristig gut für sich selbst sorgen zu können.

Wann können Medikamente helfen?

Antidepressiva sind eine wichtige Säule der Behandlung. Dabei gilt: Medikamente sind besser als ihr Ruf.

Neben Psychotherapien und Beratungen sind bei Depressionen oft auch Medikamente unverzichtbar. Erfahrungsgemäß fällt es vielen betroffenen Menschen jedoch schwer, Medikamente zu nehmen. Trifft das auch auf Sie zu? Vielleicht haben Sie durchaus nachvollziehbare Sorgen wegen möglicher Nebenwirkungen oder möchten Problemen auf den Grund gehen, statt „einfach Tabletten zu schlucken". Möglicherweise haben Sie aber auch Gerüchte über angeblich gefährliche „Psychopillen" gehört. Manchmal spielen auch gesellschaftlich verbreitete Vorurteile gegenüber Depressionen eine Rolle. Nach dem Motto: „Wenn ich Medikamente nehme, beweist das, dass mit mir grundsätzlich etwas nicht stimmt." Dieses Kapitel soll Ihnen helfen, sich von diesem Bewertungskarussell nicht einschüchtern zu lassen. Ihren Fragen zu medikamentösen Behandlungsformen wird mit solidem Grundlagenwissen begegnet.

(!) WAS DIESES KAPITEL NICHT LEISTEN KANN: Für eine umfangreiche Aufklärung über alle möglichen Nebenwirkungen oder konkrete Empfehlungen zu Medikamenten oder Einnahmeschemata sollten Sie mit Ihrem Arzt, Ihrer Ärztin reden. Dieses Kapitel versetzt Sie in die Lage, Fragen zu formulieren und im Anschluss selbstbestimmte, informierte Entscheidungen zu treffen.

Als Erstes sollten Sie wissen: Nicht jede Depression bedarf einer medikamentösen Behandlung und gleichzeitig gibt es depressive Zustände, in denen Ihnen Ihr ärztliches Behandlungsteam auf jeden Fall zu Medikamenten raten wird.

Die nationalen Versorgungsleitlinien der Deutschen Gesellschaft für Psychiatrie, Psychotherapie und Neurologie (DGPPN) für die Behandlung von Depressionen empfehlen den Einsatz eines Antidepressivums für die Akutbehandlung dann, wenn mindestens eine mittelgradige depressive Episode vorliegt. Bei leichten depressiven Episoden sollen nicht-medikamentöse Maßnahmen wie etwa regelmäßige hausärztliche Vorstellungen mit unterstützenden Gesprächen oder qualifizierte angeleitete Selbsthilfe erfolgen. Das fußt auf dem Befund, dass in vielen Studien kein statistisch signifikanter Benefit vom Einsatz von Antidepressiva im Vergleich zum Einsatz eines Placebo-Medikaments nachgewiesen wurde. Dennoch kann in Einzelfällen eine Medikation bei einer leichten depressiven Episode sinnvoll sein: wenn zum Beispiel in der Vergangenheit mittelgradige oder schwere depressive Episoden aufgetreten sind oder Sie bereits gute Erfahrungen mit Antidepressiva gemacht haben.

Mittelgradige depressive Episoden können, schwere depressive Episoden sollen medikamentös behandelt werden. In diesen Fällen soll die Behandlung unbedingt an mehreren Punkten gleichzeitig ansetzen. Hiermit ist beispielsweise die Kombination einer medikamentösen Behandlung mit einer Psychotherapie (siehe S. 72) oder anderen Verfahren gemeint (siehe S. 87).

Keine Angst vor Antidepressiva!

Medikamente, die gegen Depressionen helfen, werden unter dem Überbegriff „Antidepressiva“ zusammengefasst. Die meisten wirksamen Stoffe sind verschreibungspflichtig: Daher müssen Sie sich ärztlich vorstellen, Sie erhalten dann ein Rezept, mit dem Sie das verordnete Medikament in einer Apotheke erhalten. Prinzipiell kann jeder approbierte Arzt Antidepressiva verschreiben, also auch Hausärztinnen und Hausärzte.

Im vorherigen Kapitel konnten Sie schon etwas zur Wirkweise von Serotonin- und Noradrenalin-Wiederaufnahmehemmern erfahren (S. 41). Daneben gibt es noch andere antidepressiv wirkende Stoffe, die gemäß ihrer chemischen Struktur und bestimmter Wirkweisen eingeteilt werden. In Notfällen und unter anderen bestimmten Voraussetzungen können noch weitere Substanzen eingesetzt werden, die auch antidepressive Wirkungen haben können. Hierzu zählen zum Beispiel Benzodiazepine oder Antipsychotika. Zu den Wirkstoffklassen gehören in den meisten Fällen mehrere Substanzen mit unterschiedlichen (Handels-)Namen und konkreten Zulassungsgebieten (etwa unipolare depressive Störungen, Angststörungen).

In Deutschland gibt es in Bezug auf Medikamente ein komplexes Sicherungssystem. Ein bisschen ist das so wie beim Reinheitsgebot für Bier, doch es wird nicht nur sichergestellt, dass auch das drin ist, was drin sein soll. Vor dem Einsatz in der Behandlung durchlaufen Medikamente darüber hinaus einen mehrstufigen Prozess für ihre Zulassung. In diesem Prozess wird einerseits wissenschaftlich geprüft, ob die Stoffe gegen die Erkrankung wirken, die sie behandeln sollen. Andererseits wird geschaut, ob und welche Nebenwirkungen auftreten. Kann keine oder keine ausreichende Wirkung nachgewiesen werden oder zeigen sich inakzeptable Nebenwirkungen, werden die Medikamente nicht für den Vertrieb freigegeben. Das heißt also, dass zugelassene Antidepressiva all diese Hürden gemeistert haben und ihr Einsatz klaren Regeln folgt. Das ist beruhigend! Ebenfalls beruhigend ist das Untersuchungsergebnis der Stiftung Warentest, bei der viele gängige Antidepressiva als „Geeignet" bewertet wurden.

SO TESTET DIE STIFTUNG WARENTEST: Basis der Bewertung von Arzneimitteln und Medizinprodukten ist die veröffentlichte wissenschaftliche Literatur. Anhand der allgemein anerkannten Standardliteratur sowie methodisch hochwertiger aktueller Veröffentlichungen werden Dosierungsempfehlungen, unerwünschte Wirkungen, Vorsichtsmaßnahmen bei der Anwendung sowie die Eignung der einzelnen Produkte oder Produktgruppen für den jeweils zugelassenen Anwendungsbereich bewertet. Gleichzeitig werden auf Basis der verfügbaren Daten vergleichende Aussagen für die Wirkstoffe herausgearbeitet, die für einen Anwendungsbereich infrage kommen. Damit die Bewertungen aktuell bleiben, fließen ständig neue Ergebnisse geeigneter klinischer Studien in die Bewertung mit ein, soweit diese nach Prüfung durch ein Expertengremium in anerkannten medizinischen Zeitschriften veröffentlicht wurden. Mehr dazu erfahren Sie unter test.de unter dem Stichwort „Medikamente im Test".

Bei der Untersuchung von Hunderten Medikamenten mit 25 verschiedenen Wirkstoffen (test 1/2023) zeigte sich, dass viele bei mittelschweren bis schweren Depressionen geeignet sind. Dazu zählen auch die besonders häufig verordneten, also fast alle Serotonin- und Serotonin-Noradrenalin-Wiederaufnahmehemmer, trizyklischen Antidepressiva und der Wirkstoff Mirtazapin. Einige andere Mittel sind hingegen nur mit Einschränkungen geeignet. Der Grund dafür ist oft, dass die Wirksamkeit noch besser belegt werden sollte.

Die Ergebnisse der Untersuchung rezeptpflichtiger Medikamente können Sie der Tabelle im Anhang entnehmen (siehe S. 170), hier erhalten Sie zugleich einen Überblick über die gängigen Wirkstoffklassen. Mehr über den Test erfahren Sie unter test.de/Antidepressiva. Zu pflanzlichen und rezeptfreien Mitteln finden Sie auf S. 88 wichtige Informationen.

Was genau passiert bei der Einnahme?

Wie in Kapitel 2 bereits angedeutet, sind die genauen Mechanismen der Wirkung von Antidepressiva ungeklärt. Das mag zunächst beunruhigend klingen. Wichtig für Betroffene ist jedoch vor allem die Tatsache, dass Medikamente wirklich helfen, und zwar nachweislich.

Es gibt einige Theorien zur antidepressiven Wirksamkeit, zu denen die schon vorgestellte Monoaminmangel-Hypothese zählt (siehe S. 41). Obwohl man also (noch) nicht genau weiß, welche der Medikamenteneffekte auf längere Sicht antidepressiv sind, kennt man bereits die Wirkungen der einzelnen Substanzen in und an der Nervenzelle – so zum Beispiel die Erhöhung der Botenstoffe Serotonin und Noradrenalin im synaptischen Spalt. Diese Erhöhung kann auf verschiedenen Wegen zustande kommen. SSRI-Mittel wie Citalopram und SSNRI-Mittel wie Venlafaxin führen beispielsweise dazu, dass die Wiederaufnahme von Serotonin und/oder Noradrenalin in die Zellen vermindert oder verlangsamt ist. Hierzu blockieren sie das Enzym, das deren Rücktransport in die Zellen organisiert. Dadurch können die Botenstoffe länger im synaptischen Spalt wirken. MAO-Hemmer hingegen machen sich einen anderen Mechanismus zunutze: Sie blockieren den Abbau der Botenstoffe, der von anderen Enzymen, sogenannten Monoaminoxidasen, übernommen wird.

Neben der Wirkung auf den Botenstoffhaushalt und das Gleichgewicht der Neurotransmitter werden vielfältige andere Einflüsse durch Antidepressiva diskutiert. Häufig fällt dabei die Abkürzung

BDNF, die für „brain-derived neurotrophic factor" steht und ein Molekül bezeichnet, das in vielerlei Wachstumsprozesse eingebunden ist. Es gilt deshalb als sogenannter Wachstumsfaktor. Damit trägt BDNF dazu bei, dass sich das Gehirn gemäß den Anforderungen der Umwelt weiterentwickeln kann und fortwährend Lernprozesse möglich sind. Hier kommt auch der Begriff der Neuroplastizität ins Spiel: Es bilden sich neue Verbindungen zwischen den Nervenzellen und Gehirnregionen. Während diese Prozesse bei einer Depression mehr oder weniger stagnieren, bieten Medikamente wie SSRI, Lithiumsalze oder auch bestimmte Antipsychotika den Nervenzellen wieder Anreize, um zu wachsen und miteinander in Verbindung zu treten.

Wie lange dauert es, bis die Medikamente wirken?

Die zuvor genannten Prozesse brauchen etwas Zeit. Zwar stellen die Medikamente recht schnell mehr Botenstoffe in der Synapse zur Verfügung, ihre volle antidepressive Wirkung benötigt jedoch einige Tage bis Wochen, um sich zu entfalten. Je nach Substanzklasse kommt es oft erst zur Steigerung des Antriebs, bevor sich die Stimmung aufhellt. Das muss vor allem bei Suizidalität berücksichtigt werden und erfordert einen engmaschigen Kontakt zwischen Patientin/Patient und Behandlerin/Behandler.

Nicht jeder Betroffene profitiert von einer Medikation – leider gibt es eine nicht unerhebliche Anzahl an Fällen, in denen sich weder eine Response noch eine Remission einstellt. Mit Response ist eine Abnahme der Symptomschwere um mehr als 50 Prozent gemeint, während die Remission eine komplette Symptomfreiheit bezeichnet.

Wichtig ist, dass die Medikamente in ausreichender Dosis eingenommen werden. Als Faustregel gilt: So viel wie nötig und so wenig wie möglich. Es ist unbedingt zu empfehlen, dies mit Ihrem behandelnden Arzt zu besprechen, Fragen Sie bei Unsicherheiten noch einmal nach! Nicht jedes Medikament wirkt bei jedem Betroffenen gleich. Des Öfteren wirkt auch nicht gleich das erste Antidepressivum, sondern ein weiteres wird ausprobiert. Zusätzlich sollte das Medikament auch lang genug in der richtigen Dosierung genommen werden, bevor von einem Nichtansprechen ausgegangen werden kann. Wichtige Fragen bei fehlender Medikamentenwirkung sind etwa: Gibt es nachteilige Wechselwirkungen mit anderen Medikamenten, die die Aufnahme der Wirkstoffe aus dem Magen-Darm-Trakt verhindern? Habe ich einen besonders raschen Stoffwechsel, sodass die Substanzen zu schnell wieder abgebaut werden, bevor sie richtig wirken können?

Um zu klären, wie viel in Ihrem zentralen Nervensystem von dem ankommt, was Sie einnehmen, lohnt sich oft die Bestimmung des Medikamentenspiegels im Blut. Für Antidepressiva sind Normwerte definiert, an denen sich Ihr Behandler orientieren kann.

Reicht jedoch der Medikamentenspiegel aus und es ergibt sich für Sie trotzdem keine zufriedenstellende Wirkung oder die Nebenwirkungen überwiegen gegenüber dem Nutzen, ist es an der Zeit, auf alternative Medikamente umzustellen: Hier soll ein Antidepressivum mit einem anderen Wirkmechanismus gewählt werden. Wenn Sie also zunächst ein SSRI ausprobiert haben, das nicht geholfen hat, wird Ihnen Ihr Psychiater zum Beispiel ein SSNRI vorschlagen.

Falls auch dieses Vorgehen Ihnen nicht die erhoffte Besserung bringt, gibt es weitere Maßnahmen. Eine Möglichkeit ist die Kombination zweier Antidepressiva mit unterschiedlichen Wirkweisen. Ein wichtiges weiteres und gut erforschtes Vorgehen ist die Hinzunahme von Lithium, die „Lithiumaugmentation", oder auch die Ergänzung um ein Antipsychotikum. Wichtig ist: Sehen Sie von der eigenständigen Veränderung Ihrer Medikation ab, sondern besprechen Ihre Änderungswünsche immer mit Ihrem Behandlungsteam.

Muss ich jetzt immer Medikamente nehmen?

Die Antwort haben Sie wahrscheinlich schon vermutet: Das kommt ganz drauf an. Es ist also vom Einzelfall abhängig und es gibt kein pauschales Vorgehen, das immer und für alle richtig ist.

Dennoch gibt es einige Empfehlungen, die auf wissenschaftlichen Studien, Expertenmeinungen und auf Erfahrungswissen bei bestimmten Symptomkonstellationen basieren. Hat die Medikation in der Akutbehandlung im Sinne einer Remission angeschlagen, ist es sinnvoll, diese mindestens für vier bis neun Monate in der gleichen

Dosierung als Erhaltungstherapie fortzusetzen. Dadurch verringert sich das Rückfallrisiko.

In Abgrenzung zur eben beschriebenen Erhaltungstherapie soll eine längere sogenannte Rezidivprophylaxe – also eine dauerhafte Einnahme von Medikamenten – vor allem dann eingesetzt werden, wenn es häufiger in Ihrem Krankheitsverlauf zu depressiven Episoden gekommen ist und der Abstand zwischen den einzelnen Episoden kürzer war. Hier ist ein sorgfältiges Abwägen gemeinsam mit Ihrer Psychiaterin oder Ihrem Psychiater zentral.

Ist etwas falsch mit mir, weil ich Medikamente brauche?

Gegenfrage: Ist etwas falsch mit Ihnen, wenn Sie sich Ihr Bein gebrochen haben und für eine Weile Krücken benutzen? Fühlen Sie sich dann schuldig oder schämen Sie sich, weil Sie auf diese Hilfe angewiesen sind? Vermutlich nicht. Die Gehhilfen sind eine pragmatische Antwort auf ein Problem und ermöglichen einen leichteren Umgang damit. Denn was würden Sie ohne Krücken machen? Sie könnten sich nicht fortbewegen, hätten Schmerzen, Ihr Handlungsspielraum wäre sehr viel kleiner, Sie würden unter Umständen sogar die Stabilität Ihres Beines weiter gefährden und es käme zu einer Zunahme Ihrer Einschränkungen. Langfristig würde sich das orthopädische Problem vielleicht sogar verstetigen: Der Bruch würde nicht gut heilen, es käme zu Gelenkverschleiß – Sie hätten also mit chronischen negativen Konsequenzen zu rechnen. Ähnliche Gedanken lohnen sich in Bezug auf die Einnahme von Medikamenten gegen Depressionen.

SCHAUEN SIE GENAUER HIN: Bei vielen Menschen ist der Selbstwert an Leistungsfähigkeit gekoppelt. Vielleicht hadern Sie auch mit Ihrem Einfluss auf Ihre Symptome, vielleicht fühlen Sie sich deshalb schuldig und schämen sich. Es kann hilfreich sein, sich diesen Punkten zuzuwenden – insbesondere dann, wenn Sie merken, dass Sie in der Entscheidung für oder gegen Medikamente immer wieder darüber stolpern.

Was passiert, wenn ich die Medikamente absetze?

Zunächst einmal ist es sehr wichtig, dass Sie diesen Schritt im Vorfeld mit Ihrem behandelnden Arzt besprechen. Es ist dringend davon abzuraten, in Eigenregie und abrupt Medikamente einfach wegzulassen. Das heißt: Wenn nicht anders von Ihren Behandlern empfohlen, sollten Antidepressiva und auch die meisten anderen Psychopharmaka schrittweise reduziert werden, bevor sie schließlich ganz abgesetzt werden. Dieses Vorgehen wird auch als „Ausschleichen" bezeichnet. Wie oben schon erwähnt, geht mit dem Absetzen der Antidepressiva ein gewisses Rückfall- und ein Rezidivrisiko einher. Die Höhe dieses Risikos hängt von Ihrem individuellen Krankheitsverlauf ab. Es gibt auch Fälle, in denen tatsächlich dazu geraten wird, die antidepressive Medikation ein Leben lang zu nehmen.

Ein weiterer wichtiger Punkt sind mögliche Absetzphänomene. Damit sind mehr oder weniger ausgeprägte unangenehme Empfindungen gemeint, die im Prozess des Absetzens auftreten können. Hierzu zählen zum Beispiel Kribbelmissempfindungen, Schwindel, Kopfschmerzen, vermehrte Unruhe und Ängstlichkeit. Als einfache Regel gilt: Je abrupter Sie das Medikament weglassen, desto wahrscheinlicher und unangenehmer sind die Absetzphänomene. Gleichzeitig treten Absetzphänomene bei bestimmten Substanzklassen häufiger auf als bei anderen. Lassen Sie sich dazu im Vorfeld ärztlich beraten.

Wie kommt es zu Absatzphänomenen? Da sich im Verlauf der Einnahme der Stoffwechsel Ihres zentralen Nervensystems auf die Medikation einstellt, verlangt eine verringerte und schließlich ganz weggelassene Dosis eine erneute Anpassungsleistung der Nervenzellen. Die genaue Ausprägung und die Dauer der Absetzphänomene hängen vom zuvor eingenommenen Medikament, dessen chemischen Eigenschaften (zum Beispiel Halbwertszeit im Blut) und der Dauer der Einnahme ab. Falls sie auftreten, bilden sie sich in der Regel innerhalb von Tagen oder wenigen Wochen zurück. Wundern Sie sich nicht, wenn Ihr Psychiater einen mehrere Wochen umfassenden oder sogar auch Monate langen Plan zum Ausschleichen Ihres Medikaments mit Ihnen bespricht – das ist sinnvoll! Neben dem genauen Beobachten Ihrer Symptome und möglichen Frühwarnzeichen eines Rückfalls in die Depression kann so auch Absetzphänomenen vorgebeugt werden.

Manchmal stellt sich hier auch die Frage, wie Depressionen und Absetzphänomene voneinander zu unterscheiden sind. Wenn Ihre individuellen depressiven Symptome beispielsweise von einer großen inneren Unruhe, Anspannung und Ängstlichkeit begleitet werden, ist es eventuell gar nicht so leicht, die Depression von Absetzphänomenen zu unterscheiden. Jedoch treten Absetzphänomene in der Regel in einem engen zeitlichen Zusammenhang mit der Verringerung oder dem Absetzen der Medikamente auf und bilden sich in den allermeisten Fällen innerhalb weniger Tage oder nach Wiedereinnahme der Ausgangsdosis zurück. Die Symptome im Rahmen Ihrer depressiven Episode hingegen entwickeln sich häufig nicht abrupt und treten nicht sofort nach Dosisreduktion auf. Sie beginnen eher schleichend und fühlen sich wie die Kernsymptome Ihrer Depression an. Falls Sie sich diesbezüglich unsicher sind, sprechen Sie am besten Ihr Behandlungsteam darauf an.

Was sonst noch helfen kann

Es gibt weitere Behandlungsansätze. Einige erscheinen zunächst ungewöhnlich, sind aber durchaus wirkungsvoll.

Nun haben Sie bereits eine ganze Menge über die Behandlungsansätze gelesen und möglicherweise leuchtet Ihnen die ein oder andere Methode als hilfreich ein. Aber es geht noch weiter! Vielen Menschen ist der Einsatz anderer Verfahren nicht bekannt, es besteht Unwissen darüber oder Fehlinformationen verstellen den Blick auf wirksame Therapiemöglichkeiten. Zu diesen anderen Verfahren zählen Lichttherapie, Schlafentzugstherapie und die Elektrokonvulsionstherapie. Letztere macht vielen Angst – Stichwort „Elektroschocks" –, schon deshalb lohnt sich ein genauerer Blick auf dieses hochwirksame Verfahren. Zudem gibt es neue, experimentelle Behandlungsmethoden, die eine wertvolle Ergänzung im Werkzeugkasten der Behandlerinnen und Behandler darstellen können.

WIE GUT SIND PFLANZLICHE MITTEL?

Natürliche Heilmittel sind sehr beliebt. Zu viel sollten Sie sich davon aber nicht versprechen.

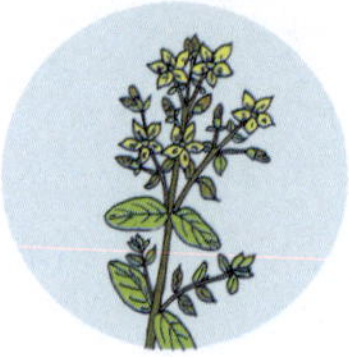

Johanniskraut
Als einziges pflanzliches, freiverkäufliches Mittel kommt Johanniskraut in den nationalen Versorgungsleitlinien vor und auch laut unserer Untersuchung (test 1/2023) sind die getesteten Johanniskraut-Präparate geeignet. Der Einsatz soll allerdings nur bei leichten bis mittelschweren Depressionen erfolgen. Besonders heikel ist, dass bei Johanniskraut viele, teilweise schwere Nebenwirkungen und Wechselwirkungen mit vielen Medikamenten (z.B. Blutverdünner!) möglich sind. Sprechen Sie unbedingt mit Ihrem Arzt, bevor Sie Johanniskraut nehmen!

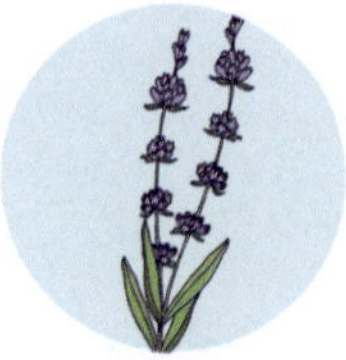

Lavendel
Lavendelöl wird bei Unruhezuständen und depressiven Verstimmungen eingesetzt, wissenschaftliche Erkenntnisse zur depressionslindernden Wirkung sind aber ausgesprochen dünn. Für einige Begleiterscheinungen von Depressionen (innere Unruhe, Angstgefühle und Schlafstörungen) ist ein Medikament namens Lasea zugelassen. Die Wirksamkeit ist jedoch eher gering. Viele Menschen empfinden den Duft von Lavendel als beruhigend. Wenn Sie dazugehören, spricht nichts dagegen, sich mit wohlriechenden Lavendelprodukten zu umgeben.

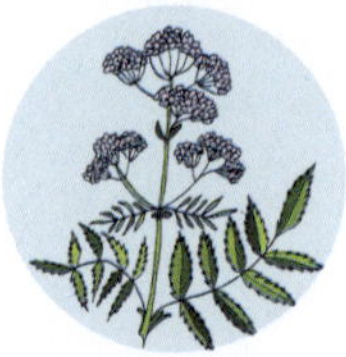

Baldrian
Der Klassiker der pflanzlichen Heilmittel wird zur Beruhigung, bei Schlafproblemen und bei leichter Nervosität eingesetzt. Baldrian gibt es unter anderem in Tropfenform, doch Vorsicht: Die Tropfen enthalten Alkohol, sind also bei einer Suchtproblematik nicht geeignet.

Pflanzlich gleich schonend? Diese Gleichung geht leider nicht auf. Einige pflanzliche Mittel – im Falle von Depressionen vor allem das Johanniskraut – haben durchaus ernst zu nehmende Nebenwirkungen. Umgekehrt gilt: Die wirklich „harmlosen" Präparate bieten nicht mehr als einen Placebo-Effekt. Lassen Sie sich daher auch zu pflanzlichen Mitteln ärztlich beraten und informieren Sie sich möglichst unvoreingenommen über die wirksamen und etablierten Antidepressiva.

Schlafentzugstherapie

Dass Schlafentzug als seriöse antidepressive Behandlung eingesetzt wird, mag Sie vielleicht überraschen. Aber überlegen Sie: Vielleicht können Sie sich selbst an ein leicht euphorisches Gefühl nach der letzten durchwachten Nacht erinnern – ob Sie im Anschluss an eine gute Party beschwingt im Morgengrauen nach Hause gegangen sind oder nach einem Nachtdienst müde, aber gut gelaunt ein großes Frühstück verdrückt haben.

Der stimmungsaufhellende Effekt von mangelndem Schlaf ist in vielen Untersuchungen wissenschaftlich belegt worden. Die Schlafentzugs- oder auch Wachtherapie ist sogar die einzige Behandlungsmethode, deren antidepressive Wirkung noch am selben Tag nachweisbar ist. Neben dem sehr raschen antidepressiven Effekt und der fehlenden Invasivität kann Schlafentzug auch noch mit weiteren positive Seiten aufwarten: Die nationalen Versorgungsleitlinien weisen auf ihre kostengünstige und leichte ambulante oder stationäre Durchführbarkeit hin.

NICHT AUF EIGENE FAUST! Diese Methode klingt einfach und lädt zum Ausprobieren ein. Sie sollten aber unbedingt zunächst mit Ihrem Behandlungsteam sprechen, ob die Methode auch für Sie infrage kommt.

Der Haken an der Sache: In den meisten Fällen lässt der antidepressive Effekt ebenso rasch nach, wie er gekommen ist. Bei nur circa 15 Prozent der Behandelten hält die Wirkung von völligem Schlafentzug an. Doch auch wenn Sie nicht dazu gehören, kann es hilfreich sein, auf diese Weise punktuell eine Verbesserung der depressiven Symptome zu erleben: einfach um sich vorstellen zu können, wie sich eine verbesserte Stimmung anfühlt.

Lichttherapie

Diese Form der Behandlung kam bereits in Kapitel 2 in Bezug auf die jahreszeitlich bedingten depressiven Störungen zur Sprache (S. 44). Lichttherapie ist vor allem bei diesen Formen der Depression hilfreich. Die Studienlage zeigt, dass nicht-jahreszeitlich bedingte Depressionen weniger gut auf die Methode ansprechen.

Die antidepressive Wirkung stellt sich in der Regel innerhalb einer Woche ein, wobei es bis zu vier Wochen dauern kann, bis der volle Effekt eintritt. Wird die Lichttherapie beendet, kommt es in den meisten Fällen zu einem Wiederauftreten der Depression. Deshalb wird bei saisonalen depressiven Störungen empfohlen, die Behandlung über die gesamte betroffene Jahreszeit durchzuführen.

Sprechen Sie auch hier vor Durchführung unbedingt mit Ihrem Behandlungsteam und klären ab, ob die Methode für Sie infrage kommt. Insbesondere sollte auch abgeklärt werden, ob eine augenärztliche Vorstellung im Vorfeld notwendig ist oder ob aufgrund der Einnahme bestimmter Medikamente (unter anderem Johanniskraut) eine erhöhte Empfindlichkeit gegenüber Licht besteht.

Wenn Sie eine Lichttherapie richtig durchführen wollen, achten Sie auf diese Punkte: Anfangs sollte die Lichtquelle eine Lichtstärke von 10 000 (mindestens jedoch 2 500) Lux mit weißem fluoreszierendem Licht aufweisen. Der UV-Anteil soll herausgefiltert werden. Eine Sitzung sollte 30 bis 40 Minuten dauern; falls Sie Lichtquellen mit weniger als 10 000 Lux nutzen, sollte die Dauer auf zwei Stunden am Tag angepasst werden. Führen Sie die Therapie täglich für mindestens zwei bis vier Wochen durch. Führen Sie die Sitzung rasch nach dem Aufstehen am Morgen durch. Setzen Sie sich 50 bis 80 Zentimeter vor die Lampe. Halten Sie die Augen offen und decken Sie sie nicht mit einer Sonnenbrille oder anderen Gegenständen ab.

Doch die Anschaffung einer solchen Lampe ist nicht unbedingt nötig. Ein täglicher ausgedehnter Spaziergang im Freien ist ebenfalls ausreichend. Selbst an trüben Tagen entspricht der Lichteinfall draußen in etwa dem einer Therapielampe. Zusätzlicher Vorteil ist die Bewegung an der frischen Luft.

Elektrokonvulsionstherapie

Elektrokonvulsionstherapie – kurz EKT: Was ist das überhaupt? Von den in diesem Buch genannten Behandlungen handelt es sich bei der EKT wahrscheinlich um die in der Allgemeinbevölkerung umstrittenste Methode. Umgangssprachlich wird sie auch als „Elektroschocktherapie" bezeichnet. Dieser Begriff stellt jedoch einen falschen Zusammenhang zu brachialen Therapiemethoden des letzten Jahrhunderts her, mit denen die heutige Realität absolut nichts zu tun hat.

Zur EKT findet man leider teilweise sogar in Fachkreisen zu wenig Wissen und viele Fehlinformationen. Deshalb das Wichtigste zuerst: Die EKT rettet Leben. Sie ist eine essenzielle, routinemäßige Behandlungsform bei schweren und therapieresistenten Depressionen. Ihre Ansprechrate in Form einer Remission ist im Vergleich zu anderen Methoden sehr hoch: Obwohl insbesondere Personen mit schweren Erkrankungsverläufen und Therapieresistenz mit der EKT behandelt werden, liegt die Remissionsrate bei 60 bis 80 Prozent. Und die EKT bietet noch weitere Vorteile: Sie zeichnet sich durch einen raschen Wirkeintritt mit maximaler Besserung der Symptomatik nach zwei bis vier Wochen aus und punktet auch als schnelle und zuverlässig gut wirkende Maßnahme gegen Suizidalität. Doch was genau wird bei einer EKT eigentlich gemacht?

Schon lange ist bekannt, dass epileptische Anfälle zu einer Verbesserung der Stimmung und des Antriebs führen. Dieses Phänomen wird bei der EKT routinemäßig therapeutisch genutzt, indem während einer Kurznarkose ein epileptischer Anfall ausgelöst wird. Durch die Narkose wird der epileptische Anfall von der Patientin nicht bemerkt. Die Narkosemedikamente verhindern außerdem, dass sich der Körper während des Anfalls verkrampft. Die Prozedur ist schmerzfrei und nach dem Aufwachen besteht ähnlich wie bei einer Magenspiegelung keine Erinnerung an die Durchführung an sich. In den meisten Fällen ist es möglich, schon nach einigen Stunden wieder am normalen Stationsablauf teilzunehmen oder sogar noch am Tag der Behandlung in Begleitung nach Hause zu gehen.

DIE NEUROPLASTIZITÄT ANREGEN: Die stimmungsaufhellende Wirkung der EKT wird auf das Prinzip der Neuroplastizität zurückgeführt. Ähnlich wie die medikamentöse Behandlung (siehe S. 79) regt auch die EKT Nervenzellen zur Bildung neuer Verbindungen an, was dazu führt, dass Lernprozesse wieder häufiger und einfacher werden.

Eine Vielzahl an wissenschaftlichen Untersuchungen in den letzten Jahrzehnten hat gezeigt, dass die EKT dem Gehirn nicht grundsätzlich schadet. Dennoch wird auch immer wieder über Einschränkungen des Erinnerungsvermögens im Zusammenhang mit einer EKT-Behandlung gesprochen. Ob und wie weit diese in Zusammenhang mit der depressiven Störung an sich oder der Behandlung bestehen, ist noch nicht geklärt.

Einen ersten Überblick darüber, wann genau eine EKT zum Einsatz kommt und wie eine Behandlung konkret aussieht, finden Sie unter patienten-information.de/patientenblaetter/depression-ekt. Nähere Informationen dazu können Sie über Ihre Psychiaterin oder Ihren Psychiater erhalten.

Neuere und experimentelle Behandlungsmethoden

Die Wirkstoffe Esketamin und Ketamin. Eine Stärke des Einsatzes von Esketamin als Nasenspray ist die rasche antidepressive Wirkung. Die Zulassung liegt seit Kurzem für die Behandlung von mittelgradig und schwer depressiv Erkrankten in einer psychiatrischen Krise (etwa bei akuter Suizidalität) vor und bei therapieresistenten mittelgradigen und schweren Depressionen, wenn zuvor bereits zwei unterschiedliche Antidepressiva nicht gewirkt haben. In beiden Fällen ist es mit einem anderen Antidepressivum zu kombinieren. Auch die nationalen Versorgungsleitlinien führen den Einsatz von Esketamin als Nasenspray als Behandlungsmöglichkeit im (teil-)stationären Setting auf, wenn mehrere richtig durchgeführte Behandlungsversuche nicht gewirkt haben. Das Medikament darf nicht unbeaufsichtigt herausgegeben werden, da es zu relevanten Nebenwirkungen kommen kann. Wichtig ist auch zu bedenken, dass die Studien zur Anwendung zum Großteil von einem Pharmaunternehmen gesponsert wurden, das Esketamin vertreibt. Die Gabe von intravenösem Ketamin bleibt weiterhin aufgrund der ungenügenden Studienlage mit nicht sicher nachgewiesener Wirkung und relevanter Nebenwirkungen dem individuellen Heilversuch (sogenannte Off-label-Anwendung) im stationären Kontext vorbehalten.

Repetitive transkranielle Magnetstimulation (rTMS). Sie ist ein neueres, nicht-invasives Hirnstimulationsverfahren zur Behandlung von depressiven Störungen und gilt der auf S. 90 beschriebenen EKT in der Effektivität zur Behandlung von Depressionen als unterlegen. Beim rTMS-Verfahren wird ein Magnetfeld von außen an der Großhirnrinde angelegt, um Nervenzellen elektrisch zu stimulieren. Im Vergleich zur EKT wird kein generalisierter epileptischer Anfall ausgelöst, stattdessen sollen Netzwerke von Nervenzellen gezielt elektrisch stimuliert werden, die in der Entstehung und Aufrechterhaltung einer Depression eine Rolle spielen. Zur rTMS gibt es einige Studien, die ihre antidepressive Wirksamkeit bestätigen. In den nationalen Versorgungsleitlinien ist sie als ein Verfahren aufgeführt, das bei Patienten mit therapieresistenten depressiven Störungen angeboten werden sollte. Die rTMS gilt als ein sicheres Therapieverfahren mit wenigen Nebenwirkungen. Viele Fragen zur rTMS sind noch offen, zum Beispiel inwieweit sie im Vergleich zu unterschiedlichen medikamentösen Verfahren besser oder schlechter wirkt, ob sie als Ergänzung zu einer Medikation eingesetzt werden soll oder kann oder welches Stimulationsprotokoll das Beste ist – hierzu muss die Studienlage noch ergänzt werden.

Botox, LSD, Psilocybin und mehr. Die Forschungslandschaft ruht nicht: Es gibt noch eine Vielzahl an medikamentösen und nicht-medikamentösen Ideen, Technologien und Verfahren, die als Behandlungsmöglichkeiten bei Depressionen erforscht werden – das ist eine gute Nachricht! Hierzu zählen zum Beispiel der Einsatz von Stoffen wie Botox, LSD und Psilocybin oder Hirnstimulationsverfahren wie die Vagus-Nerv-Stimulation und die transkranielle Gleichstromstimulation. Da die Studienlage zu diesen und anderen Möglichkeiten noch dürftig und somit ihr Stellenwert in der Wirkung noch nicht klar belegt sind, liegen auch noch keine Behandlungsempfehlungen vor. Ihr Einsatz bleibt also spannend und ist (noch) experimenteller Natur.

HILFE ZUR SELBSTHILFE

Sie können selbst etwas dafür tun, um aus dem Tief herauszukommen. Das Gute: Schon kleine Schritte im Alltag können viel bewirken.

Dem Alltag Struktur geben

Eine Depression raubt Strukturen. Setzen Sie hier an, indem Sie Ihren Tag bewusst gestalten.

„Warum soll ich aufstehen, es wartet ja nichts auf mich", ist ein typischer Gedanke in einer Depression. Oder auch: „Ich kann nicht aufstehen, ich schaffe es einfach nicht." Menschen mit einer Depression fehlt der innere Antrieb für alltägliche Aktivitäten, selbst zum Aufstehen am Morgen reicht es manchmal kaum oder gar nicht. Zugleich erwarten viele Betroffene aufgrund ihrer gesellschaftlichen Rolle, etwa bei der Arbeit oder bei der Kinderversorgung, viel mehr von sich, als zum jetzigen Zeitpunkt realistisch ist. Wer dennoch versucht, all diese Aufgaben weiterhin zu schaffen, strukturiert dadurch zwar seinen Tag, doch der Druck und die Belastung etwa durch negative Gedanken und Gefühle sind auf Dauer oft nicht erträglich. Eine der Gesundheit förderliche Struktur sieht anders aus. Die Erfahrung zeigt, dass es sich lohnt, wenn Sie an diesem Punkt aktiv werden.

In diesem Kapitel erhalten Sie Tipps und Anregungen, wie Sie eine für Sie gute Struktur finden können. Zunächst ist es aber wichtig, dass Sie folgende Tatsache verstehen: Es kann sein, dass manchmal gar nichts geht. Und das ist okay.

Machen Sie sich keine Vorwürfe, wenn es Ihnen sehr schwer fällt oder im Augenblick überhaupt nicht gelingt, die folgenden Vorschläge umzusetzen. Je schwerer die Depression ist, desto eher werden die vermeintlich kleinen Schritte zu einer großen Hürde. Unsere Vorschläge können also keine Psychotherapie ersetzen.

Sollten Sie es mit leichteren depressiven Symptomen zu tun haben (was nicht bedeutet, dass es Ihnen nicht schlecht geht), fühlen Sie sich bitte ermutigt, aktiv an Ihrer Tagesstruktur zu arbeiten. Wenn Sie stärkere Symptome haben, probieren Sie aus, was geht. Viele dieser Vorschläge lassen sich dann im Rahmen einer Psychotherapie vertiefen. Scheuen Sie sich nicht, dort das Thema anzusprechen und um Unterstützung zu bitten!

Warum Struktur so wichtig ist

Um zu verstehen, warum es so sinnvoll ist, bei der Struktur anzusetzen, hilft es, sich zunächst vor Augen zu führen, wie negativ sich der Verlust von Struktur auf den Verlauf der Erkrankung auswirken kann. Am besten gelingt das anhand eines Beispiels. Nehmen wir an, ein Betroffener hat jahrelang viel und gerne gearbeitet. Nach einem Schicksalsschlag, etwa dem Tod eines nahen Angehörigen, macht er zunächst weiter, als ob nichts wäre. Doch nach und nach geht es ihm immer schlechter. Bei seiner Hausärztin berichtet er von Schlaflosigkeit und körperlichem Unwohlsein. Von seiner niedergeschlagenen Stimmung erzählt er aber nur am Rande. Seine Ärztin geht davon aus, dass er erschöpft ist und sich erholen muss. Sie schreibt ihn für zwei Wochen krank. Der Betroffene nimmt den Rat, sich zu erholen, ernst – und bleibt im Bett. Nach vier Tagen geht es ihm jedoch schlechter, die Stimmung ist trüber geworden, er grübelt viel und fühlt sich hoffnungslos. Die erhoffte Erholung bleibt aus. Er schläft sogar noch schlechter und hat keinen Appetit mehr. Und er macht gar nichts mehr. Eine Kleinigkeit im Haushalt erledigen? Unmöglich, allein schon der Gedanke daran ist für ihn unvorstellbar anstrengend.

RISIKO KRANKSCHREIBUNG? Es soll hier keinesfalls darum gehen, grundsätzlich von Krankschreibungen abzuraten. Oft sind Krankschreibungen sinnvoll und notwendig. Bei einigen Betroffenen kann die Arbeit jedoch auch eine wertvolle Stütze sein. Was für Sie in Ihrer Situation das Beste ist, sollten Sie mit Ihrer Ärztin oder Ihrem Arzt besprechen.

Dieses Beispiel verdeutlicht, dass der Verlust von Struktur (hier durch die Krankschreibung) die Symptome verschlimmern kann. Zugleich entsteht ein Teufelskreis, da durch den fehlenden Antrieb noch mehr Struktur verloren geht. Betroffene vernachlässigen sich immer mehr. Damit sind Pflichten gemeint, etwa Post öffnen, Rechnungen bezahlen oder den Abwasch machen, aber auch Körperpflege wie das Duschen oder Zähneputzen und regelmäßige Mahlzeiten. Manche Menschen mit Depressionen sind nicht mehr in der Lage, Medikamente einzunehmen oder ärztliche Untersuchungen wahrzunehmen. Hier können Sie gegensteuern.

Entscheidend ist das Anfangen

Dieses Kapitel zur Selbsthilfe beginnt aus gutem Grund mit einer Anregung oder Empfehlung, die sich auf Ihr Verhalten bezieht. Denn von den drei von der Depression betroffenen Bereichen – Denken, Fühlen und Verhalten – ist Letzteres das, was sich am ehesten verändern lässt.

Sie werden immer wieder lesen, dass es wichtig ist, anzufangen: etwas tun, etwas anders machen als gestern. Das Ziel bleibt: „Es soll mir besser gehen. Damit es mir besser gehen kann, muss ich in kleinen Schritten Dinge verändern. Die Dinge tue ich jeden Tag."

Natürlich ist zum Beispiel die Veränderung negativer Denkmuster ebenfalls wichtig. Erfahrungsgemäß ist es aber viel einfacher, mit den täglichen Dingen zu beginnen. Es geht also darum, ein Sicherheitsnetz aus kleinen Ritualen zu schaffen und Gewohnheiten zu entwickeln. Wenn Sie diese Rituale wiederholen, müssen Sie sich nicht jedes Mal etwas Neues überlegen. Sie können sich an einem Schema orientieren und werden bald Ihren Tag besser im Griff haben. Was könnte dazu gehören?

1 EINE FESTE AUFSTEHZEIT. Stehen Sie jeden Tag zur gleichen Zeit auf, auch am Wochenende. Wenn Sie dazu neigen, den Wecker immer wieder auszuschalten, stellen Sie ihn ans andere Ende des Zimmer oder in den Flur, sodass Sie aufstehen müssen, wenn Sie ihn ausschalten wollen.

2 REGELMÄßIGE MAHLZEITEN. Essen Sie zu festen Zeiten, am besten in Gesellschaft. Zu den Mahlzeiten gehört auch deren Planung, was beispielsweise bedeutet, die entsprechenden Lebensmittel im Haus zu haben. Viele Menschen mit Depressionen neigen dazu, die Anstrengung des Kochens zu vermeiden. Es ist völlig in Ordnung, wenn Sie hier den Aufwand gering halten. Je nach Vorliebe kann es also etwas sein, dass sich schnell zubereiten lässt, wie ein belegtes Brot oder eine Suppe, die Sie aufwärmen.

3 KÖRPERPFLEGE. Sind Sie aufgestanden, um den Wecker auszuschalten, können Sie dies mit einem Gang ins Bad verknüpfen und sich die Zähne putzen, sich duschen und sich vielleicht sogar stylen. Es tut gut, sich zu pflegen. Es hat einen positiven Einfluss auf die Körperwahrnehmung und den Selbstwert.

4 EIN BEWEGUNGSZIEL. Setzen Sie sich jeden Tag ein Bewegungsziel. Das muss nichts Großes sein, es reicht schon, zum Briefkasten oder zum Supermarkt zu gehen. Wenn die Depression nicht zu stark ist, können Sie sich natürlich auch mehr vornehmen, etwa einen kleinen Spaziergang. Wichtig ist dabei jedoch, sich nicht mit Leistungserwartungen unter Druck zu setzen. Zu große Ziele, etwa ein ambitioniertes Sportprogramm, schrecken ab, und wenn man es nicht schafft, fühlt es sich wie ein Scheitern an.

Wenn der Alltag nur noch aus Pflichten besteht

Viele Menschen schaffen es in der Depression noch, ihre Pflichten zu erfüllen, etwa zur Arbeit zu gehen oder die Familie zu versorgen. Manchen gelingt es auch weiterhin, das Amt des Elternvertreters in der Schule zu übernehmen oder die Wohnung in Schuss zu halten. Pflichten sind Fluch und Segen zugleich. Sie sind belastend und sie ermüden, aber gleichzeitig sind sie Strukturgeber von außen. Was passiert, wenn die Struktur von außen etwa durch eine Krankschreibung wegfällt, haben Sie bereits erfahren. Es ist also nicht sinnvoll, sich alle Pflichten vom Leibe zu halten. Aber es ist wichtig, eine gute Balance mit positiven Aktivitäten herzustellen: Dinge zu tun, die einfach nur Spaß machen, Freude bereiten, die insgesamt eher ein angenehmes Ergebnis mit sich bringen. (Gemeint sind die in Kapitel 2 erwähnten positiven Verstärker, S. 51.) Vielleicht denken Sie nun, dass Sie noch meilenweit davon entfernt sind, Freude zu empfinden und Spaß zu haben. Doch auch dann können angenehme Aktivitäten zumindest dazu beitragen, dass man etwas Entlastung von den typischen depressiven Gedanken findet.

Doch welche positiven Aktivitäten sollen das nun genau sein? Das ist natürlich individuell unterschiedlich. In der Regel sind die Aktivitäten hilfreich, die man vor Beginn der Depression gern gemacht hat. Überlegen Sie, welchem Hobby Sie gern nachgegangen sind. Welcher Sport macht Ihnen Freude? Mit welchen Themen beschäftigen Sie sich gern? Eine andere Herangehensweise ist, etwas zu tun, was man noch nie gemacht hat. Probieren Sie etwas Neues aus, von dem Sie sich vorstellen könnten, dass es Sie interessiert.

Wenn es Ihnen schwerfällt, hierfür Ideen zu entwickeln, suchen Sie einfach nach „Positive Aktivitäten" im Internet. Sie werden unterschiedliche Listen mit Hunderten Vorschlägen finden. Schreiben Sie sich Ihre Favoriten heraus und legen Sie in Ihrem Kalender oder Tagesplan fest, wann Sie etwas davon ausprobieren möchten. Eine kurze Liste finden Sie auf S. 101. Wahrscheinlich ist einiges davon für Sie interessant, anderes überhaupt nicht. Wichtig ist daher, dass Sie sich Ihre eigene Liste mit positiven, angenehmen Aktivitäten erstellen, die Ihren individuellen Vorlieben entspricht. Sammeln Sie kleine und größere Aktivitäten (etwa eine Haarkur auftragen und am Wochenende wandern gehen), Dinge, die Sie allein tun können (sich Croissants zum Frühstück holen), und solche, die Sie mit anderen machen möchten (mit Freunden ins Kino gehen).

Gegen das quälende Grübeln ist es sehr hilfreich, einen neuen Sport auszuprobieren. Während Sie einen neuen Bewegungsablauf erlernen, werden Sie kaum Zeit zum Grübeln finden. An dieser Stelle aber wieder der wichtige Hinweis: Bitte erwarten Sie von sich nicht zu viel. Sie müssen in diesem neuen Hobby nicht gleich ambitionierte Ziele erreichen oder gar Wettkämpfe gewinnen. Es geht um Abwechslung, eventuell sogar Spaß und Freude, nicht um Leistung.

WAS MÜSSTE ICH TUN, DAMIT ES MIR NOCH SCHLECHTER GEHT? Das sind sogenannte depressionsfördernde Aktivitäten. Zum Beispiel abends zu lange vorm Fernseher sitzen. Menschen treffen, mit denen ich mich unwohl fühle. Mich den ganzen Tag nicht bewegen. Drehen Sie diese Antworten einfach um, um Anregungen für positive Verhaltensänderungen zu erhalten.

Ich kann mich aber nicht aufraffen!

Es gibt nichts Gutes, außer man tut es. Doch was ist, wenn Ihnen dafür momentan einfach die Kraft fehlt? So geht es vielen Menschen mit einer Depression. Die hier beschriebenen kleinen Schritte fühlen sich dann mühsam und zäh an, so als hätte Ihnen jemand Gewichte an die Kleidung gehängt. Es fällt beispielsweise unglaublich schwer, in den Tag zu starten. Auch dann, wenn man – vielleicht nach längerer Wartezeit – endlich mit einer Therapie beginnen kann, wird es nicht unbedingt leichter. Die in der Therapie vereinbarten Ziele im Alltag umzusetzen, ist gerade zu Beginn oft extrem anstrengend. Wenn es Ihnen so geht, machen Sie sich klar: Sie sind damit nicht allein. Antriebsmangel zählt zu den gängigsten Symptomen einer depressiven Episode. Und leider gibt es keine Zauberformel, mit deren Hilfe die Aktivitäten, Aufgaben und Pflichten plötzlich wieder leicht von der Hand gehen. Tatsache ist: Gegen mangelnden Antrieb anzugehen kann echte Schwerstarbeit sein – und Sie können und Sie müssen diese Arbeit leisten, wenn es Ihnen besser gehen soll. Aber es gibt aber ein paar Dinge, mit denen Sie es sich leichter machen können.

1 **SOZIALE KONTAKTE SORGEN FÜR VERBINDLICHKEIT.** Sprechen Sie mit Familie und Freunden über Ihre Ziele. Die meisten Aktivitäten fallen in der Gemeinschaft leichter – sei es ein Spaziergang mit einer Freundin, gemeinsames Einkaufen oder Kochen, oder auch das gemeinsame Erledigen von Pflichten wie das Öffnen der Post. Machen Sie sich klar: Dinge, die Ihnen schwerfallen oder unangenehm sind, fallen oft auch anderen Menschen schwer. Also trauen Sie sich ruhig, um Hilfe zu bitten.

2 **VERBINDEN SIE UNANGENEHMES MIT ANGENEHMEM.** Was von der US-Verhaltenswissenschaftlerin Katy Milkman als „temptation bundling" bezeichnet wird, ist durchaus effektiv: Verknüpfen Sie den Gang ins Fitnessstudio damit, dass Sie auf dem Laufband Ihren Lieblingspodcast anhören. Gönnen Sie sich auf dem Weg zum Einkaufen ein Eis. Kaufen Sie sich Ihr Lieblingsduschgel für Ihre Zeit im Badezimmer.

3 **BELOHNEN SIE SICH – AUCH FÜR KLEINE SCHRITTE.** Belohnungen sind überaus wichtig, wenn es um den Aufbau und das Aufrechterhalten von Gewohnheiten geht. Es gibt einige Regeln fürs „richtige" Belohnen: Achten Sie darauf, dass Sie Dinge als Belohnung einsetzen, die Ihnen wirklich Freude bereiten. Falls Ihnen aktuell nichts Spaß macht, nutzen Sie das, was Ihnen vor der Depression Freude bereitet hat. Achten Sie auch darauf, dass Sie die Befriedigung Ihrer körperlichen oder emotionalen Grundbedürfnisse nicht als Belohnungen einsetzen. Sie dürfen zum Beispiel immer etwas essen oder einen guten Freund anrufen, das sollte niemals an Bedingungen geknüpft sein!

DIE BALANCE FINDEN

Was wir als Pflicht empfinden und was als positive Aktivität, ist sehr individuell. Überlegen Sie sich, welche Tätigkeiten für Sie eine Balance schaffen würden.

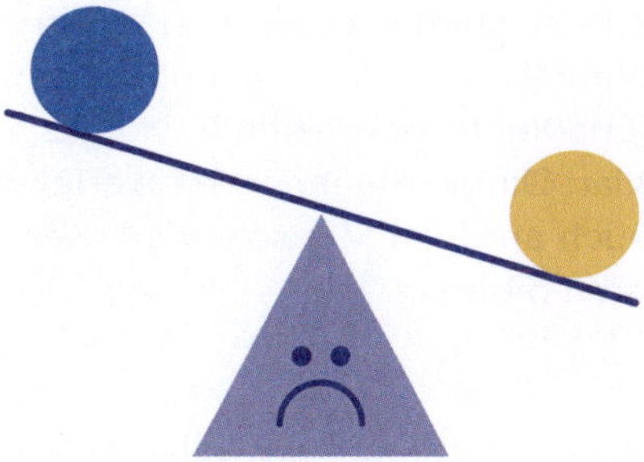

- **Etwas Leckeres essen**
- **Eine Serie ansehen**

- **Arbeiten**
- **Überstunden**
- **E-Mails nach Feierabend lesen**
- **Zum Elternabend gehen**
- **Steuererklärung machen**
- **Arzttermine vereinbaren**
- **Wäsche waschen**
- **Mit den Eltern telefonieren**

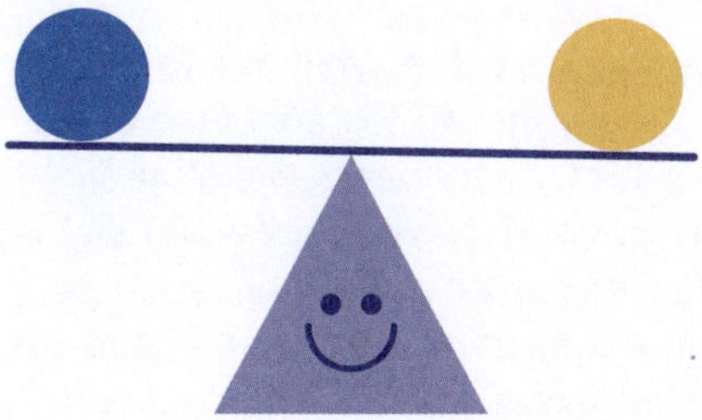

- **Etwas Leckeres essen**
- **Eine Serie ansehen**
- **Ausschlafen**
- **Ein neues T-Shirt anziehen**
- **Zum Sport gehen**
- **Einen kurzen Spaziergang machen**
- **Mit einem Freund Videospiele spielen**

- **Arbeiten**
- **Zum Elternabend gehen**
- **Steuererklärung machen**
- **Arzttermine vereinbaren**
- **Wäsche waschen**

Dem Körper Gutes tun

Achten Sie auf Ihren Körper. Gesunde Ernährung, Bewegung und guter Schlaf sind auch für die Psyche wichtig.

Körperliche Erkrankungen und Depressionen können zusammenhängen. Außerdem kann eine Depression auch mit körperlichen Symptomen einhergehen, ohne dass sich eine körperliche Krankheit als Ursache finden lässt (siehe S. 9). Es ist also offensichtlich, dass Körper und Psyche miteinander verbunden sind.

Durch welche Maßnahmen und Gewohnheiten können Sie für Ihr körperliches Wohlergehen sorgen? Wichtig ist, sich zunächst klarzumachen, was der Körper braucht, um gesund zu werden oder zu bleiben. „Essen, schlafen, sich warmhalten, repeat" – so oder so ähnlich könnte es auf einem T-Shirt stehen – ein simples Mantra für das körperliche Wohlbefinden.

JEDER MENSCH HAT BEDÜRFNISSE: Es gibt Grundbedürfnisse und diese sollten erfüllt sein. Zu diesen Bedürfnissen gehören nach Abraham Maslow neben Nahrung, Wasser, Atmung, körperlicher Sicherheit und Schutz vor Witterung auch die Bedürfnisse nach Schlaf, Fortpflanzung und Bewegung. Mehr zur Rolle der Bedürfnisse in Kapitel 2, S. 32.

Rufen Sie sich in diesem Zusammenhang noch einmal das Prinzip der Homöostase (siehe S. 40) in Erinnerung: Mit Homöostase wird die Tendenz von Organismen bezeichnet, nach einem Gleichgewicht zu streben. Auch Sie sind ein Organismus! Das Gleichgewicht sieht für unterschiedliche körperliche Marker wie etwa die Körpertemperatur oder den Blutzuckerspiegel unterschiedlich aus. In der Medizin sind für diese Werte Normbereiche definiert: Fällt der Wert in den Normbereich, ist alles in Ordnung – rangiert er außerhalb dessen, wird sich der Organismus anstrengen, um wieder in den richtigen Bereich zu kommen. Ganz nach dem Motto: „Wenn ich Hunger habe, esse ich etwas." Das klingt banal. Aber in der Depression ist es wichtig, dieses scheinbar simple Prinzip nicht zu vernachlässigen.

Machen Sie sich daher immer wieder klar, dass Sie Einfluss auf Ihren Lebensstil haben. Dazu gehört natürlich auch das wichtige Thema Drogen und Abhängigkeit, das in engem Zusammenhang mit Ihrem körperlichen Wohlbefinden steht. Warum Drogen generell, aber ganz besonders bei einer Depression keine gute Idee sind, können Sie ebenfalls in Kapitel 2 (siehe S. 45) nachlesen.

Auch wenn dieses Kapitel den körperlichen Bedürfnissen gewidmet ist, wird schnell klar werden, dass eine strikte Unterscheidung zwischen körperlichen und anderen Grundbedürfnissen kaum möglich ist. So können beispielsweise beim Bedürfnis nach Fortpflanzung gleichzeitig auch soziale Bedürfnisse nach Kontakt mit anderen Menschen oder die psychologischen Bedürfnisse nach Lustgewinn und Bindung eine Rolle spielen. Ähnlich verhält es sich beim Bedürfnis nach Nahrung: Nicht ohne Grund essen Menschen gern in Gemeinschaft, haben große Festessen in den unterschiedlichsten Kulturen und Ländern lange Tradition. Die Befriedigung der körperlichen Bedürfnisse ist also eng mit der Befriedigung von emotionalen und sozialen Bedürfnissen verknüpft.

Die Klassiker: Ernährung und Bewegung

Dass zu einem gesunden Lebensstil eine gesunde, abwechslungsreiche Ernährung und ausreichend Bewegung gehören, ist Ihnen sicher bekannt. Falls es Ihnen nicht immer leicht fällt, diese Tatsache im Alltag zu berücksichtigen, sind Sie damit nicht allein. Fühlen Sie sich dennoch darin bestärkt, an diesen Punkten immer wieder anzusetzen. Unterschätzen Sie keinesfalls den Einfluss von Ernährung und Bewegung auf Ihr Wohlbefinden.

Essen und körperliche Aktivität sind wichtige Grundpfeiler der menschlichen Grundbedürfnisse. Ohne das eine und das andere werden wir krank. Und zu viel des Guten – oder zu viel vom Falschen – kann schaden. Das wird nicht zuletzt mit dem Anstieg der sogenannten Zivilisationskrankheiten deutlich. Dazu gehört beispielsweise das metabolische Syndrom – eine Kombination aus zu viel Bauchfett, Bluthochdruck und Störungen des Fett- und Zuckerstoffwechsels. Diese körperlichen Erkrankungen sind in hohem Maß mit depressiven Störungen assoziiert. Andersherum können Sie über eine ausgewogene Ernährung und regelmäßige Bewegung der Depression mit Tatkraft entgegentreten. Diese Empfehlung hat eine solide wissenschaftliche Basis.

BESSER KEINE WUNDERKUREN! Beim Thema Ernährung und Bewegung löst ein Trend den anderen ab. Oft lassen sich hier wirtschaftliche Interessen nur schwer von echten Benefits unterscheiden. In Ihrer Situation ist es wahrscheinlich nicht zielführend, sich strikte Diätpläne oder Sportprogramme aufzuerlegen. Sprechen Sie im Zweifelsfall mit Ihrem Arzt.

Mit ausgewogener Ernährung ist ein ausgewogener Anteil aus den Grundbausteinen von Nahrung gemeint: (Vollkorn-)Getreideprodukte, Obst, Gemüse, Fette (am besten Omega-3-Fettsäuren) und Eiweiße. Mehrfach vorgefertigte Produkte wie etwa Chips, Fertiggerichte, viele Süßigkeiten oder Softdrinks haben nachweislich einen schlechten Einfluss auf die Gesundheit. Das bedeutet nicht, dass diese nun absolut tabu sind. Genießen Sie sie aber nur in Maßen.

Wie Sie in Bewegung kommen

Vielleicht ist es für Sie unangenehm, immer wieder lesen zu müssen, wie wichtig Bewegung ist. Drückt Sie das schlechte Gewissen? Das kann daran liegen, dass Bewegung und Sport eng mit den Themen Körperform und Gewicht verknüpft sind. Versuchen Sie, möglicherweise abwertende Gedanken, die Ihnen beim Lesen kommen, bewusst wahrzunehmen. Im Anschluss daran können Sie die Übung auf S 115 durchführen. Hier geht es weder um sportliche Spitzenleistungen noch um eine Bikinifigur. Ihr Ziel ist es, aus dem Tief der Depression herauszukommen. Bewegung kann dabei erwiesenermaßen eine große Hilfe sein.

Für Ihr psychisches Wohlbefinden ist es nicht notwendig, einen anstrengenden neuen Sport zu beginnen oder sich im Fitnessstudio zu knechten, bis Sie Muskelkater bekommen. Sie kennen den Tenor dieses Buches bereits: Nur das machen, was im Moment geht. Und das bedeutet eben auch, in angemessenen kleinen Schritten in

Bewegung zu kommen, wenn Sport bislang nicht zu Ihrem Alltag gehörte. Anfangs kann das Tagesziel sehr klein sein, vielleicht sind es nur 100 Schritte. Erreichen Sie dieses kleine Ziel, haben Sie jeden Tag ein Erfolgserlebnis.

Wer sich bereits ein bisschen stabiler fühlt, kann sich auch größere Ziele setzen – und sie erreichen. Das hat nachweislich einen positiven Einfluss auf das Selbstwertgefühl. Nutzen Sie das für sich! Außerdem werden Sie vom positiven Effekt auf das Körpergefühl profitieren: Regelmäßiger Sport (und dafür reicht anfangs auch schon einmal pro Woche) führt zu einer höheren Ausschüttung von Endorphinen. Ausdauer und Stärke wachsen. Und das kurbelt wiederum das geistige Wohlbefinden an und stärkt es. Eine größere körperliche Ausdauer führt zu einer größeren geistigen Belastbarkeit. Diese Zusammenhänge sind in vielen Studien bestätigt worden. Nicht ohne Grund wird in vielen Kliniken Lauftherapie als Zusatzangebot zur Depressionsbehandlung angeboten.

Ein weiterer Vorteil von Sport ist, dass im wörtlichen wie übertragenen Sinne der Blickwinkel verändert wird, zum Beispiel beim Laufen und Radfahren. Wenn ich immer das Gleiche sehe, habe ich immer die gleichen Gedanken – neue Perspektiven eröffnen die Möglichkeit für neue Gedanken.

Laufen, Rad fahren, aber auch Krafttraining (wie Gewichte heben), Schwimmen oder Yoga bieten gute Einstiegsmöglichkeiten, wenn Sie (wieder) sportlich aktiv werden wollen. Vielleicht gibt es auch eine Sportart, die Sie früher einmal mochten oder die Sie schon immer gereizt hat. Und noch eine Anregung: Bewegung gemeinsam mit anderen Menschen (zum Beispiel in Lauf-, Yoga-, Gymnastikgruppen) haben zudem den Vorteil, dass sie helfen, der krankheitsbedingten sozialen Isolation zu entkommen. Auch hier werden Sie ein weiteres Motto dieses Kapitels wiederfinden: ins Tun kommen. Weil es das Richtige für Sie ist.

Körperliche Beschwerden ernst nehmen

Wie Sie in Kapitel 1 erfahren haben, geht eine Depression oft mit körperlichen Symptomen einher (S. 9). Auch diese sollten Sie ernst nehmen und Wege suchen, um sie zu lindern. Hierzu lassen sich jedoch kaum pauschale Ratschläge geben. Dafür sind die Symptomursachen, das persönliches Erleben dieser Symptome und der damit einhergehende Leidensdruck einfach zu mannigfaltig. Zunächst sollten Sie Ihre Ärztin oder Ihren Arzt um Rat fragen und sich gründlich untersuchen lassen. Werden keine körperlichen Ursachen für die Beschwerden gefunden, heißt das nicht, dass Sie sich diese nur einbilden! Probieren Sie stattdessen aus, was Ihnen guttut. Der einen hilft bei Übelkeit eine Tasse Ingwertee, einem anderem das Kauen auf Kardamom. Ähnlich ist es bei Kopfschmerzen: Der eine profitiert von drei Shots Espresso, während die andere Tigerbalsam auf ihre Schläfen streicht und zehn Minuten tief durchatmet.

Im Allgemeinen ist es ratsam, über Ihre Symptome nicht hinwegzugehen. Nehmen Sie sie stattdessen ernst und besprechen Sie sie mit Ihrem Behandlungsteam, um nach der für Sie passenden Lösung zu suchen.

Wichtig ist aber auch zu wissen, dass im Rahmen einer Depression bestehende körperlich Beschwerden oft stärker wahrgenommen werden. Es ist dann okay, Schmerzmittel in angemessener Menge nach ärztlicher Rücksprache einzunehmen. Und es gibt beispielsweise für Rückenschmerzen gymnastische Übungen und Trainingsprotokolle, die viel bewirken können. Es lohnt sich also, sich damit auseinanderzusetzen, was bei Bauchweh, Rückenschmerzen, kribbelnden Händen oder hoher Anspannung (siehe S. 120) für Abhilfe sorgen kann.

Wenn Schlaf zum Problem wird

Schlafprobleme gehören zu den häufigsten Symptomen, von denen Menschen mit einer depressiven Erkrankung berichten. Schon deshalb lohnt es sich, einen genaueren Blick auf die Frage zu werfen, was man selbst für guten Schlaf tun kann. Denn während bei den Themen Ernährung und Bewegung den meisten zumindest in der Theorie klar ist, welches Verhalten förderlich für die Gesundheit wäre, sind viele Betroffene ratlos, wenn es um ihre Schlafstörungen geht. Typisch sind bei einer Depression vor allem Ein- und Durchschlafstörungen sowie das Erwachen in den frühen Morgenstunden, was in der Fachwelt als morgendliches Früherwachen bezeichnet wird. Gemeint ist damit, dass man zwei bis drei Stunden, bevor man eigentlich aufstehen müsste, wach wird.

DARUM GELINGT DAS WIEDEREINSCHLAFEN NICHT: Beim morgendlichen Früherwachen liegen Betroffene oft im Bett und fühlen sich erschöpft. Sie fragen sich, warum ihnen das Wiedereinschlafen so schwer fällt. Das führt zu Stress, die Gedanken kreisen um allerlei Sorgen und Probleme, was das Einschlafen erst recht unmöglich macht.

Generell sollte man nicht unterschätzen, wie groß der Stress ist, der mit einem gestörtem Schlaf einhergehen kann. Nicht selten löst dieser Stress eine Kettenreaktion aus: Es stellen sich bereits tagsüber und vor allem abends direkt vor dem Zubettgehen Sorgen in Bezug auf die nächste Nacht ein. Betroffene stehen regelrecht unter Erfolgsdruck, wenn sie an das Schlafen denken. Das führt zu Anspannung und Unruhe, was, das liegt auf der Hand, alles andere als schlaffördernd ist. So ist die nächste nicht erholsame Nacht vorprogrammiert.

Manche Menschen haben jedoch auch mit dem gegenteiligen Problem zu kämpfen: In einer depressiven Episode kann eine sogenannte Hypersomnie auftreten. Damit wird die Tendenz bezeichnet, zu viel zu schlafen. Im Rahmen einer Depression ist das zwar eher untypisch, es kommt aber vor. Wiederum andere Betroffene leiden unter einem gestörten Tag-Nacht-Rhythmus oder fühlen sich trotz einer eigentlich ausreichenden Schlafdauer nicht erholt.

In all diesen Fällen ist es natürlich immer ratsam, die Schlafprobleme im Arztgespräch oder in der Therapie anzusprechen. Zusätzlich kann es aber auch sehr hilfreich sein, sich etwas intensiver mit dem Thema Schlaf zu befassen.

Das Geheimnis guten Schlafs

Haben Sie sich schon einmal gefragt, warum der Mensch eigentlich schläft? Klar: Wenn alles rund läuft, ist es überaus gemütlich, im Bett zu liegen. Im besten Fall erholt man sich vom Tag, kommt zur Ruhe, entspannt sich und wacht nach einem schönen Traum am nächsten Morgen erfrischt und munter auf.

Wissenschaftlich ist noch nicht vollständig geklärt, weshalb der Mensch überhaupt schlafen muss. Doch man weiß, dass während des Schlafs allerhand geleistet wird: Muskeln, Haut, Nägel und Haare erholen sich von den Strapazen des Tages. Wachstumsprozesse finden statt. Die Gedächtnisbildung läuft auf Hochtouren. Zusätzlich wird während des Schlafens im zentralen Nervensystem richtig aufgeräumt: Während der Wachzeit verbrauchte Stoffwechselprodukte werden abgebaut und leere Energiespeicher wieder aufgefüllt. Schläft man nicht, kommt es hingegen beispielsweise zu Einschränkungen der Aufmerksamkeit, verlängerter Reaktionszeit, Gereiztheit und großem Unwohlsein.

Aus neurophysiologischen Untersuchungen kennt man unterschiedliche Schlafstadien, die anhand sich verändernder Hirnströme definiert sind. Neben dem Wachzustand treten der Leichtschlaf, der stabile Schlaf, der Tiefschlaf und der REM-Schlaf auf. REM steht für „rapid eye movement". Man nennt ihn auch „Traumschlaf". Alle diese Phasen werden während einer normal durchschlafenen Nacht mehrfach durchlaufen und nehmen einen unterschiedlich großen Anteil am Gesamtschlaf ein. Während der größte Teil des Tiefschlafs meist in der ersten Schlafhälfte auftritt, wird der REM-Schlaf gegen Ende des Schlafzyklus häufiger.

Aufgrund der verschiedenen Schlafstadien und des unterschiedlichen Anteils, den diese während eines Schlafzyklus normalerweise einnehmen, spricht man von „Schlafarchitektur". Diese verändert sich während Ihrer Lebensspanne: Ein Säugling schläft insgesamt rund 16 Stunden am Tag und wacht alle zwei bis drei Stunden aufgrund von Hunger auf. Eine 70-jährige Frau hingegen kommt auf deutlich weniger Gesamtschlafdauer. Sie erwacht mehrfach in den frühen Morgenstunden und baut über den Tag noch ein paar Ruhezeiten ein. Beide Schlafarchitekturen sind vollkommen normal und physiologisch. Das heißt: Mit 50 schlafen Sie einfach anders als mit 20 Jahren. Es kann sich durchaus lohnen, den eigenen Anspruch ans Schlafen mit den Schlafdaten der eigenen Altersgruppe abzugleichen – einiges, was als gestörter Schlaf wahrgenommen wird, ist mehr oder weniger Teil Ihres Älterwerdens.

Für einen schlafgesunden Erwachsenen gibt es meist zwei Phasen, die den Schlaf-Wach-Rhythmus ausmachen: Nachts wird geschlafen und tagsüber ist er wach. Um nachts schlafen zu können, baut sich tagsüber während der Wachzeit der „Schlafdruck" auf: Wird nun schlafengegangen, hat der Schlafdruck sein Maximum erreicht und wird abgebaut.

In welchen Zeitraum nun die optimale Schlafzeit und optimale Wachzeit fallen, hängt auch davon ab, zu welchem „Chronotyp" man gehört. Werfen Sie hierzu einen Blick auf S. 110.

Wenn Sie mehr über das spannende Thema Schlaf erfahren möchten, lohnt sich ein Blick auf die Homepage der Deutschen Gesellschaft für Schlafmedizin (dgsm.de). Dort finden Sie auch hilfreiche Tipps für einen besseren Schlaf. Als erste kleine Schritte, um Ihre Nächte erholsamer zu machen, können Sie folgende Grundbausteine der sogenannten Schlafhygiene umzusetzen.

1 **DER NATÜRLICHE SCHLAFRHYTHMUS.** Wie viel Schlaf brauchen Sie? Welchem Chronotyp gehören Sie an? Um dies zu beantworten, erinnern Sie sich an eine Zeit, in der Sie gut geschlafen haben und sich nach Ihren eigenen Bedürfnissen richten konnten, zum Beispiel im Urlaub. In solchen Zeiten finden wir meist in unseren natürlichen Rhythmus.

2 **EIN EINSCHLAFRITUAL.** Legen Sie sich ein Einschlafritual zu. Das kann zum Beispiel darin bestehen, nach dem abendlichen Zähneputzen den Raum noch mal zu lüften, Kissen und Bettdecke aufzuschütteln, eine Schlafmeditation anzuhören oder eine beruhigende Atemmeditation durchzuführen (siehe S. 121). Überlegen Sie sich, was Ihnen guttut, und probieren Sie ruhig ein paar Dinge aus. Rituale brauchen Zeit, um sich zu festigen – also halten Sie auf jeden Fall eine Weile durch, auch wenn Sie nicht sofort besser einschlafen. Zum Ritual sollte gehören, feste Uhrzeiten zum Schlafengehen und Aufstehen einzuhalten – möglichst auch am Wochenende. Um den Schlafdruck nicht vor der eigentlichen Schlafenszeit abzubauen, sollte Sie darauf achten, dass Sie nicht am Tag oder abends vor dem Fernseher einschlafen.

3 **EINE GUTE SCHLAFUMGEBUNG.** Am wohligsten schläft es sich in einem ruhigen, geräuscharmen Raum, der gut abgedunkelt werden kann und eine angenehme Temperatur je nach Wohlfühllevel hat. Das Bett ist nur zum Schlafen und für Sex da – alle anderen Aktivitäten wie etwa Fernsehen, Essen und Grübeln sollten außerhalb des Betts stattfinden, damit das Bett nur mit dem guten Schlafen verbunden wird.

4 **VOR DEM EINSCHLAFEN.** Alkohol und Koffein sowie andere Suchtmittel sollten Sie vor dem Einschlafen möglichst vermeiden – Koffein am besten schon ab dem frühen Nachmittag. Auch wenn Alkohol und andere Substanzen wie etwa Cannabis den Ruf haben, müde zu machen und beim Einschlafen zu helfen, stören sie

LERCHE, EULE ODER IRGENDWO DAZWISCHEN?

Die optimale Schlafenszeit hängt vom Chronotyp ab, der meist zwischen den Extremen „Lerche" und „Eule" liegt.

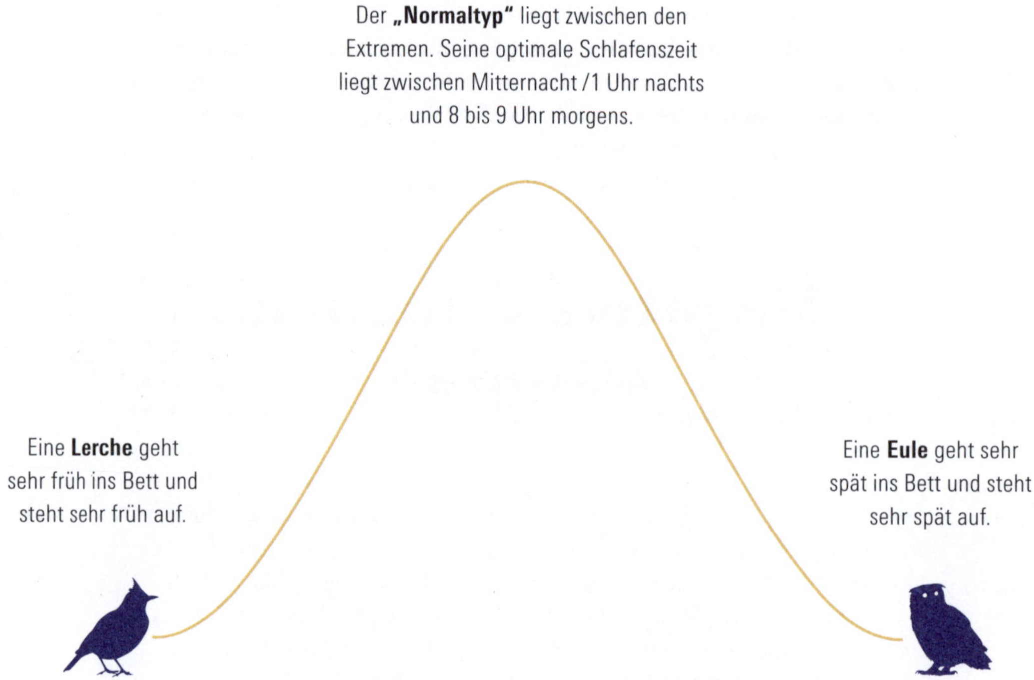

Wundern Sie sich darüber, dass der „Normaltyp" idealerweise bis 8 oder 9 Uhr schläft? Tatsächlich müssen überraschend viele Menschen viel früher aufstehen, etwa um zur Arbeit zu gehen. Viele Bereiche des öffentlichen Lebens sind leider nicht nach den häufigsten Chronotypen ausgerichtet, Eulen haben es natürlich noch schwerer. Das ist ein Problem, denn kann man sein Leben nicht nach den eigenen schlafphysiologischen Bedürfnissen gestalten, nimmt das Risiko für eine Schlafstörung zu.

letztlich die Schlafarchitektur. Weiterhin ist es sinnvoll, Sport mindestens zwei Stunden vor dem Schlafen zu beenden und keine schweren Mahlzeiten direkt vor dem Zubettgehen zu essen. Schalten Sie Ihre Bildschirme rechtzeitig ab und bauen Sie eine „Transitzone" zwischen der Nutzung der Mediengeräte sowie genereller Aktivität und dem Zubettgehen ein.

5 WÄHREND NÄCHTLICHER WACHZEITEN. Es ist zwar verlockend, aber auf die Uhr zu schauen, wenn Sie nachts ungewollt wach werden, ist nicht förderlich. Auch sollten Sie Ihr Verdauungssystem nicht mit einem Nachtmahl belasten. Wenn Sie nach einigen Minuten nicht wieder einschlafen, stehen Sie lieber auf, anstatt sich im Bett umzuwälzen. Vielleicht tut es Ihnen gut, sich einen Tee zu kochen. Vielleicht setzen Sie sich mit einem Buch ins Bett und lesen, bis Sie wieder müde werden. Das geht häufig schneller, als man vermutet. (Anmerkung: Was das Lesen im Bett betrifft, gehen die Empfehlungen auseinander. In der klinischen Praxis der Autorinnen hat sich dieser Tipp jedoch bewährt.)

Negative Gedanken stoppen

Einfach positiv denken? Nein, so einfach ist es nicht. Aber es ist möglich, die Macht negativer Denkmuster zu brechen.

Gedanken haben einen großen Einfluss darauf, wie Menschen sich in bestimmten Situationen fühlen. Mit Gedanken sind beispielsweise Bewertungen, Ansichten, Einschätzungen oder Ideen gemeint. Vermutlich wissen Sie bereits aus eigener Erfahrung, dass es einen großen Unterschied macht, mit welchen Gedanken man an eine Sache herangeht. Wer vor einer Präsentation denkt: „Frei sprechen ist meine große Stärke, gleich werde ich allen zeigen können, was in mir steckt", wird viel entspannter in einen Vortrag gehen können als jemand, in dessen Kopf Gedanken kreisen wie „Oje, hoffentlich werde ich nicht rot und komme ins Stottern. Ich werde mich bestimmt lächerlich machen". Dabei gilt: Beide Denkweisen sind zunächst einmal völlig normal! Das Denken unterscheidet sich individuell zwar sehr stark von Mensch zu Mensch, aber vermutlich ist niemand völlig frei von negativen Ansichten oder Ängsten.

In der Depression nehmen die negativen, düsteren Gedanken jedoch deutlich überhand. Darüber, wie eine Depression das Denken negativ einfärbt und verzerrt, haben Sie bereits in Kapitel 2 einiges erfahren (siehe „kognitive Triade", S. 27). Es geht nicht um einen einzelnen Gedanken, sondern vielmehr um generelle negative Einschätzungen über die Welt, sich selbst und die Zukunft. Was können Sie nun tun, um diesen bedrückenden Denkmustern etwas entgegenzusetzen?

Viele Menschen gehen davon aus, dass sie gar keinen Einfluss darauf haben, was sie denken und worauf sich ihre Aufmerksamkeit richtet. Sie fühlen sich regelrecht als Spielball ihrer Gedanken. Wenn es Ihnen auch so geht, wird Sie folgende Aussage vielleicht überraschen: „Ich kann ändern, wie ich denke." Glücklicherweise ist es tatsächlich so: Man kann die eigenen festen Überzeugungen, Bewertungen, Einschätzungen und grundsätzlichen Annahmen verändern. Und es gibt viele Studien, die den positiven Einfluss der entsprechenden Methoden bestätigt haben.

Was geht mir da eigentlich durch den Kopf?

Wichtig ist zunächst, zu verstehen, welche Art von Denken ungünstig für Sie sein kann. Einige automatische Gedanken können zum Beispiel problematisch sein. In Kapitel 2 haben Sie bereits viel über Denkmuster oder Schemata erfahren (S. 32). Es lohnt sich, sich diese genauer anzusehen.

Automatische Gedanken sind Bewertungen, Interpretationen, Einschätzungen oder auch innere Bilder, die von einer konkreten Situation ausgelöst werden. Diese sind häufig nicht bewusst, sie werden nicht hinterfragt und leiten das Verhalten. Die Herausforderung besteht daher zunächst einmal darin, die automatischen Gedanken überhaupt zu bemerken.

SCHWIERIGE SITUATIONEN ANALYSIEREN LERNEN: Erinnern Sie sich an eine Situation, die Sie mit unangenehmen Emotionen verbinden. Zum Beispiel, als Sie das letzte Mal eine Verabredung abgesagt haben oder als Sie von sich enttäuscht waren. Welche Gedanken gingen Ihnen da durch den Kopf? Sie werden merken, dass bestimmte Gedanken immer wieder auftreten, manchmal in nur ganz leicht abgewandelter Form.

Üben Sie, Ihre automatischen Gedanken wahrzunehmen. Wie genau das gehen kann und worauf Sie achten sollten, ist auf S. 115 beschrieben.

Stimmt das, was ich denke, überhaupt?

Wenn Sie Ihre automatischen Gedanken, Ihre persönlichen typischen Denkmuster und Schemata erst einmal erkannt haben, sind Sie bereit für den nächsten Schritt: die automatischen Gedanken zu hinterfragen und zu prüfen, ob sie wirklich zutreffen.

Nehmen wir als Beispiel ein typisches Verhalten vieler Menschen in einer Depression: der soziale Rückzug (siehe dazu Beispiel von S. 48). Betroffene sagen etwa Treffen mit Freunden ab, da die anderen sie „ja sowieso nicht verstehen". Aber stimmt das? Wurde diese Annahme denn je überprüft? Manche Betroffene sprechen mit ihren Freunden nicht über ihre Stimmung oder Belastungen. Die Freunde haben dann gar keine Gelegenheit, auf die Sorgen und Ängste eventuell eben doch mit Verständnis zu reagieren. So betrachtet ließe sich der Gedanke „Die verstehen mich sowieso nicht" klarer und treffender formulieren als: „Ich befürchte, dass mich niemand versteht. Und das ist sehr entmutigend. Aber ich habe bislang nicht versucht, mit meinen Freunden zu sprechen. Ich möchte meine Freundschaften nicht verlieren." Auf dieser Basis ist dann eine Verhaltensänderung möglich, etwa der Versuch, sich einer einzelnen, besonders guten Freundin doch anzuvertrauen.

Ein anderes Beispiel: Auch für Betroffene mit einer Burnout-Problematik (siehe S. 17) kann die Frage „Was denke ich eigentlich?" aufschlussreich sein. Zwar kann es aufgrund von äußeren Umständen zu Überforderung kommen, viele Betroffene entdecken aber auch, dass sie ein stark ausgeprägtes Leistungsmotiv haben. Dazu gehören typische Gedanken wie „Wenn ich nichts leiste, bin ich nicht wertvoll", „Ich muss besser sein als gestern" oder „Ich muss härter arbeiten als die anderen". Solche Gedanken lassen wenig Alternativen zu und legen auch noch den Wert der betroffenen Person als Mensch fest. Es ist daher ratsam, sie kritisch zu hinterfragen.

Generell geht es beim Hinterfragen nicht nur um die simple (aber wichtige) Frage, ob ein Gedanke stimmt, sondern auch darum, ob die Gedanken für das eigene Wohlbefinden und die eigenen Ziele hilfreich sind. Wie genau Sie Ihre Gedanken auf den Prüfstand stellen können, sehen Sie auf S. 115.

Üben, üben, üben … am besten nicht allein

Um den eigenen automatischen Gedanken auf die Schliche zu kommen, braucht man Übung, und es ist hilfreich, sich mit jemand anderem darüber auseinanderzusetzen, zum Beispiel mit einer Freundin oder mit einer Therapeutin. Leider tendieren Menschen nämlich dazu, sich die eigenen Gedanken immer wieder zu bestätigen, und das wirkt dann eher verschlimmernd. Es geht aber darum, neue Gedanken und Möglichkeiten zu entwickeln und die eigenen ungünstigen automatisierten Gedanken zu entmachten.

Langfristig kann das Ziel sein, neue Gedanken und Perspektiven zu entwickeln. Diese sollen weniger festgefahren, sondern hilfreich und flexibler sein. Es ist natürlich auch wichtig, dass man sie selbst glaubhaft findet.

Die Inhalte von automatischen Gedanken zu hinterfragen ist ein klassischer Ansatz der kognitiven Verhaltenstherapie (siehe S. 75). Es gibt weitere Methoden, wie das Metakognitive Training oder auch achtsamkeits- und akzeptanzbasierte Methoden (siehe auch S. 119). Bei diesen Methoden geht es darum, den Gedanken insgesamt nicht mehr so viel Macht zu geben. Gedanken sind keine Fakten – sondern vorübergehende mentale Prozesse. Diese Methoden eignen sich besonders bei den Themen Grübeln und Sich-sorgen, wenn es darum gehen soll, aus den belastenden Gedankenschleifen, die nirgendwohin führen, auszusteigen.

GEDANKEN VERÄNDERN

Negatives Denken führt noch tiefer in die Depression – doch Sie können aktiv gegensteuern.

SCHRITT 1

Üben Sie, sich freundlich zu beobachten und Veränderungen zu bemerken

- in der Stimmung (zum Beispiel: plötzlich traurig, verunsichert, ängstlich),
- in Ihrem Verhalten (zum Beispiel: Rückzug, schnippisch, verstummen),
- in Ihrer Körperwahrnehmung (zum Beispiel: angespannt, Übelkeit, Herz klopft).

SCHRITT 2

Erkennen Sie automatische Gedanken:

- Was haben Sie eben gedacht, was ging Ihnen durch den Kopf? (Wörter, die auf automatisierte Gedanken hinweisen: müssen, sollen, nicht dürfen, niemals, nie, immer, ständig, keiner, jeder, niemand, schon wieder usw.)
- Was war gerade? In welcher Situation waren Sie gerade?
- Auslöser für automatische Gedanken im Außen: Sie müssen etwas erledigen, gerade ist Ihnen ein Fehler unterlaufen, das Handy klingelt. Innere Auslöser: eine Körperempfindung wie Unwohlsein, ein anderer Gedanke.
- Welche typischen negativen Gedanken haben Sie bei sich bemerkt? (Beispiel: „Die verstehen mich eh nicht.")

SCHRITT 3

Hinterfragen Sie die automatischen Gedanken:

- Entspricht der Gedanke den Tatsachen? Lässt sich prüfen, dass der Gedanke zutrifft? Gibt es dafür Beweise? Immer? Oder ist mir vielleicht sogar ein typischer Denkfehler unterlaufen (siehe S. 30)?
- Hilft der Gedanke, mich so zu fühlen und zu verhalten, wie ich mich fühlen oder verhalten will? Wenn es so wäre, wie ich denke, was wäre dann? Und wie geht es dann weiter?
- Hilft der Gedanke, meine kurz- und langfristigen Ziele zu erreichen? Nutzt mir der Gedanke? Welchen Vorteil hat es, wenn ich meinen Gedanken beibehalte?

SCHRITT 4

Möchten Sie weiter so denken? Falls nein: welche alternativen oder hilfreicheren Gedanken können Sie entwickeln? Was wären die Vor- und Nachteile, so zu denken?

Mit unangenehmen Gefühlen umgehen

Unangenehme Emotionen zu unterdrücken ist keine Lösung. Erfahren Sie, was Emotionsregulation ausmacht.

Gefühle einfach verändern zu können, das wäre schön. Für viele Menschen sind die eigenen Emotionen sehr belastend, unter anderem deshalb, weil sie so allumfassend sein können: Emotionen sind ein „erlebter Zustand", der stets Gedanken, Körper und Verhalten einschließt. Häufig berichten Menschen mit einer Depression, dass sie befürchten, von ihren Gefühlen völlig überfordert zu werden oder sie nicht aushalten zu können. Das kann dazu führen, dass sie versuchen, der Macht ihrer Gefühle zu entgehen, zum Beispiel indem sie sie unterdrücken oder leugnen, sich nur auf möglichst intellektuelle Weise mit ihnen auseinandersetzen oder Situationen meiden, in denen sie mit starken Gefühlen rechnen. Leider ist das auf Dauer depressionsfördernd.

In der Psychologie wird im Zusammenhang mit Gefühlen der Begriff „Emotionsregulation" genutzt. Damit ist aber keinesfalls gemeint, dass Emotionen „wegreguliert" werden sollen. Es geht darum, einen möglichst günstigen Umgang mit den eigenen Gefühlen zu entwickeln.

Hinter jeder Emotion steht ein Bedürfnis

Der erste notwendige Schritt, um mit den eigenen Emotionen auf konstruktive Art umzugehen, besteht darin, sie wahrzunehmen und zu benennen. Das fällt leichter, wenn man versteht, wie Emotionen mit Bedürfnissen zusammenhängen. Zur Erinnerung: Wenn Grundbedürfnisse nicht befriedigt werden, stellen sich Mangelgefühle ein. Der Umkehrschluss: Hinter jeder Emotion, jedem Gefühl stehen Bedürfnisse. Jede Emotion darf da sein, hat einen Zweck und ist notwendig. Es lohnt sich also, diesen Bedürfnissen auf den Grund zu gehen. Ein paar Beispiele:

Hinter Traurigkeit steht häufig das Bedürfnis nach Verbindung mit anderen, nach Trost und Unterstützung. Ich bin also traurig, wenn mir diese Dinge fehlen. Ich habe Angst, wenn mein Bedürfnis nach Sicherheit und Schutz verletzt ist, wenn ich Unterstützung brauche oder wenn ich unangenehme Zustände vermeiden will. Ärger und Wut treten beispielsweise dann auf, wenn ich gesehen und respektiert werden will. Schuldgefühle stehen für das Bedürfnis nach Verbindung mit anderen durch Wiedergutmachung, Schutz vor Ausschluss, Akzeptanz. Auch Scham entsteht im Zusammenhang mit dem Bedürfnis, zur Gruppe zu gehören und nicht ausgeschlossen werden zu wollen, und dem Wunsch, dass eigene Unzulänglichkeiten nicht offenbar werden sollen. Ekel steht im Zusammenhang des Bedürfnisses des Menschen zu überleben, nicht zu erkranken, unversehrt zu bleiben. Hinter Liebe steht das Bedürfnis nach Bindung, Verbundenheit mit anderen, Zuneigung und Aufmerksamkeit. Freude zeigt sich, wenn das Bedürfnis nach Spaß oder Erfolg befriedigt ist.

Wenn man erkannt hat, welches Bedürfnis hinter den eigenen Gefühlen steht, kann man entweder das Bedürfnis befriedigen oder lernen zu akzeptieren, dass es zum gegebenen Zeitpunkt nicht befriedigt werden kann. Dazu ist es wichtig, Gefühle bewusst wahrzunehmen und als Anzeiger für ein Bedürfnis zu verstehen – und das kann man nicht, wenn man sie unterdrückt.

Erst akzeptieren, dann verändern

Viele Menschen berichten, dass sie ihre Gefühle als übertrieben, unangemessen oder als Schwäche empfinden. Nach dem Motto „Das darf mich doch nicht wütend machen!" oder „Jetzt hör mal auf zu heulen, das ist ja lächerlich!". Hier spielen wieder wertende, automatische Gedanken eine Rolle (S. 112). Diese gesellen sich zu den sowieso schon belastenden Gefühlen hinzu und erhöhen den Leidensdruck, weil man sich „so nicht fühlen darf".

Vielleicht hat der vorangegangene Abschnitt schon dazu beigetragen, dass Sie das Auftreten und die Intensität der eigenen Gefühle besser verstehen können. Es ist wichtig zu begreifen, dass

DREI EINFACHE ÜBUNGEN

Achtsamkeit lässt sich immer und überall trainieren. Die folgenden Übungen können Sie jederzeit ausprobieren.

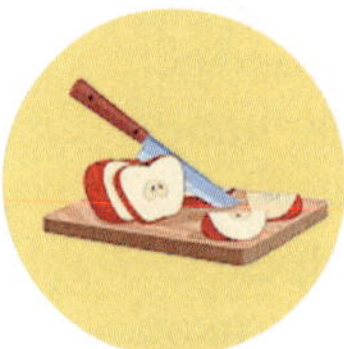

Mit allen Sinnen
Richten Sie sehr bewusst die Aufmerksamkeit auf das, was Sie gerade tun. Zum Beispiel beim Schneiden eines Apfels: wie sich die Oberfläche des Apfels anfühlt, wie Sie das Messer ansetzen, um den Apfel aufzuschneiden, welches Geräusch das Messer beim Trennen des Apfels macht, wie der Geruch des Apfels in Ihre Nase steigt, wie Sie auf dem Stück herumkauen und wie der Apfel genau schmeckt – süß, sauer, welche andere Note können Sie noch feststellen?

In Zeitlupe
Nehmen Sie sich für die nächsten fünf Minuten vor, alles ganz langsam zu machen. Bewegen Sie sich langsamer als sonst und wenden Sie Ihre Aufmerksamkeit dem zu, was Sie gerade tun. So können Sie zum Beispiel langsam und ruhig Ihre Haare kämmen, sich ankleiden oder Ihre Zähne putzen.

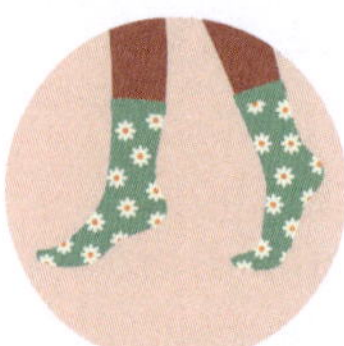

Bewusstes Gehen
Nehmen sie sich vor, wenn Sie zum Beispiel das nächste Mal einkaufen gehen, ganz bewusst auf Ihre Schritte zu achten. Beobachten Sie, wie Sie Ihre Füße abrollen, ob Sie einen Fuß mehr belasten als den anderen. Wie hoch nehmen Sie die Knie, wie schnell gehen Sie? Sind die Beine schwer oder leicht?

Für alle Übungen gilt:

Beobachten Sie, ohne zu bewerten oder sich abzuwerten. Wenn Ihnen das schwer fällt, ist es okay, auch diese wertenden Gedanken einfach zu beobachten. Sie werden merken, dass diese Momente wirkliche Pausen von der Gehetztheit oder vom Grübeln werden.

Emotionen erst einmal einfach da sind. Dann gilt es, zu fragen, welches Bedürfnis dahintersteht.

Erst wenn man sich genauer mit Emotionen und Bedürfnissen beschäftigt, kann man entscheiden: „Ist das gerade jetzt berechtigt? Ist es langfristig sinnvoll, dieses Bedürfnis zu verfolgen, oder schade ich mir oder anderen damit?" Dann erst kann man entscheiden, sich entgegen dem aktuellen Bedürfnis zu verhalten, und zwar ohne sich dabei selbst dafür abzuwerten, dass man dieses Bedürfnis hat beziehungsweise dieses Gefühl empfindet.

Was dabei hilft: Achtsamkeit

Dem Begriff Achtsamkeit begegnet man inzwischen überall, und das nicht ohne Grund. Es lohnt sich, sich mit diesem Prinzip vertraut zu machen. Mit Achtsamkeit ist gemeint, dass die Aufmerksamkeit auf das Hier und Jetzt gerichtet wird. Das Ziel ist, wahrzunehmen, was man jetzt fühlt, denkt und tut – ohne das, was man wahrnimmt, zu bewerten. Ohne das Jetzt in Verbindung mit der Vergangenheit und der Zukunft zu setzen, zu reagieren oder einem Handlungsimpuls nachzugeben. Wenn man es schafft, eine solche Haltung zu etablieren, bedeutet dies eine große Entlastung, weil der innere Dialog und die andauernde Bewertung nicht mehr so viel Aufmerksamkeit bekommen.

NICHT MIT ENTSPANNUNG VERWECHSELN! Bei der Achtsamkeit geht es nicht darum, sich in die Entspannung zu begeben. Vielmehr ist es wichtig, die Aufmerksamkeit wachzuhalten und auch als unangenehm empfundene Zustände wahrzunehmen und vorüberziehen zu lassen.

In diesem Sinne achtsam zu sein, das kann prinzipiell jeder Mensch – allerdings vergessen wir es im Alltag immer wieder. Daher müssen wir das Achtsam-Sein wieder erlernen oder üben. Hierzu eignen sich zum Beispiel Podcasts, Audioanleitungen oder auch die vielfältige Literatur zum Thema. Sie können Achtsamkeit bei alltäglichen Tätigkeiten üben: beim Bahnfahren, beim Sortieren von Papieren, beim Verfolgen einer Unterhaltung. Ein paar sehr einfache, aber wirkungsvolle Übungen für zwischendurch finden Sie auf S. 118. Es gibt auch verschiedene therapeutische Methoden, die Achtsamkeit einbeziehen oder vollständig auf dem Prinzip der Achtsamkeit basieren. Die Wirksamkeit von achtsamkeitsbasierten Interventionen ist in verschiedenen Studien nachgewiesen worden.

Entspannung finden

Anspannung oder innere Unruhe machen einigen Betroffenen sehr zu schaffen. Hier erfahren Sie, was helfen kann.

Innere Anspannungen und Unruhe können bei einigen Betroffenen auftreten, auch wenn es keine Kernsymptome der Depression sind. Die Anspannung wird meist körperlich wahrgenommen und ist sehr belastend. Wenn Sie darunter leiden, lautet die gute Nachricht: Sie müssen diese Anspannung nicht weiter aushalten, sondern können etwas dagegen unternehmen. In diesem Kapitel erfahren Sie, wie Sie Entspannung finden können.

Zur Entspannung gehört, dass man sich wohlwollend um sich selbst kümmert und aktiv angenehme Zustände und angenehme Emotionen herzustellen lernt. Das kann eine Pause vom Grübeln und vom Unwohlsein ermöglichen und Stress reduzieren. Für Menschen mit einem Burnout (S. 17) ist das übrigens besonders wichtig.

Die Anspannungs-Skala

In der Therapie wird häufig mit einer Anspannungs-Skala mit Werten von 0 Prozent (absolute Entspannung) bis 100 Prozent (extreme Anspannung) gearbeitet. Mithilfe einer solchen Skala können Sie lernen, die eigene Anspannung zu beobachten. Entsprechend können Sie dann Übungen oder Methoden wählen, die zu einem Abfall der Anspannung führen.

In der Praxis kann das beispielsweise bedeuten, dass Sie bei einem Anspannungsniveau zwischen 10 und 30 Prozent in Ruhe eine Tasse Tee trinken oder eine einfache Atemübung durchführen. Bei 30 bis 50 Prozent helfen ein zügiger Spaziergang, weitere Atemübungen oder das Tanzen zu lauter Musik, bei 50 bis 80 spritzen Sie sich kaltes Wasser ins Gesicht, machen Liegestütze oder laufen mehrere Stockwerke die Treppen rauf und runter und ab 80 Prozent hilft eine eiskalte Dusche.

Das ist natürlich nur ein Beispiel, hier gibt es große individuelle Unterschiede. Finden Sie heraus, was Ihnen hilft. Probieren Sie dazu die folgenden Übungen aus.

Effektive Atemübungen

Zu den wichtigsten Entspannungstechniken gehören Atemübungen. Richtiges Atmen hat einen positiven Einfluss auf verschiedene körperliche Aspekte und das Wohlbefinden, nicht zuletzt kann es sehr entspannend wirken.

Atemübungen funktionieren zuverlässig. Sie aktivieren den parasympathischen Teil des autonomen Nervensystems, haben also einen nachweisbaren Einfluss auf den Körper. Das bedeutet: Auch wenn viele Menschen Atemübungen im Rahmen einer spirituellen Praxis nutzen, muss man nicht an sie glauben, damit sie funktionieren. Man muss sie einfach nur machen.

Das Schöne an Atemübungen ist, dass Sie dafür keine weiteren Utensilien brauchen. Ihren Atem haben Sie schließlich immer dabei. Bei hoher innerer Anspannung ist es vielleicht anfangs schwieriger, doch auch dann lohnt es sich, dranzubleiben. Mit der Zeit wird es leichter. Das Grundprinzip von Atemübungen ist denkbar einfach:

1 **FLACHE ATMUNG BEDEUTET ANSPANNUNG:** Eine flache Atmung, die sich im oberen Brustkorb abspielt, versetzt den Körper eher in Aufruhr und fördert ängstliche oder gestresste Gedanken.

2 **BAUCHATMUNG BEDEUTET ENTSPANNUNG:** Eine tiefe Bauchatmung dagegen reduziert den Stress und fördert Entspannung. Daher ist es das Ziel der meisten Atemübungen, in den Bauch zu atmen. Zwei hilfreiche Übungen finden Sie auf S. 122.

ATEMÜBUNGEN

Atemübungen sind ein einfacher Weg, um schnell in einen entspannten Zustand zu kommen.

Den Atem verlängern

1 Suchen Sie sich eine bequeme Position, im Sitzen oder Liegen. Auf jeden Fall sollte der Bauch nicht eingeschränkt sein. Wenn Sie mögen, schließen Sie die Augen.

2 Atmen Sie in den Bauch ein. Er wölbt sich dabei nach außen. Zählen Sie währenddessen langsam bis vier.

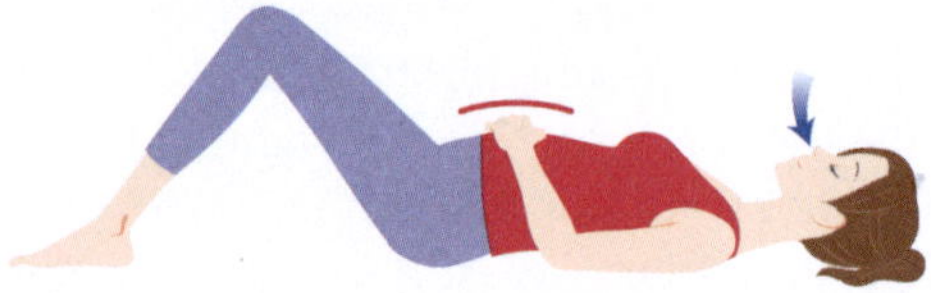

3 Atmen Sie vollständig aus, ohne Druck auszuüben. Zählen Sie dabei ebenfalls bis vier.

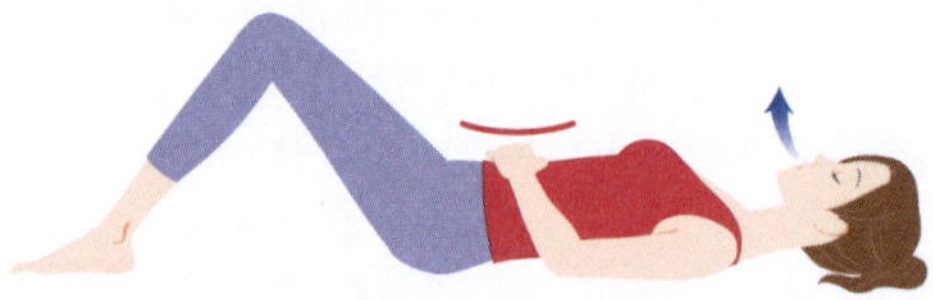

Wenn Sie diese Übung gut beherrschen und sich daran gewöhnt haben, können Sie die Dauer des Ein- und Ausatmens verlängern. Zählen Sie dann auf fünf, sechs oder sieben. Der nächste Schritt ist, die Ausatmung im Vergleich zur Einatmung zu verlängern: Einatmen auf fünf, Ausatmen auf sieben. Das autonome Nervensystem braucht ein Weilchen, um herunterzufahren. Versuchen Sie, diese Übung zunächst für sieben Minuten, später für 13 Minuten durchzuführen.

Boxbreathing

1 Nehmen Sie eine bequeme Position ein. Das kann auf einem Kissen auf dem Boden, aber auch auf einem Stuhl sein. Wichtig ist, dass der Rücken gerade ist. Zählen Sie bis vier und atmen Sie durch die Nase in den Bauch ein. Spüren Sie, wie die Luft in den Bauch gelangt.

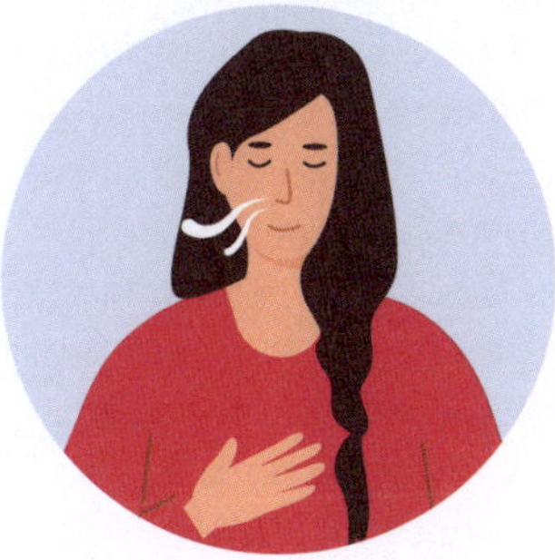

2 Halten Sie die Luft an. Zählen Sie bis vier. Sagen Sie sich die Zahlen im Kopf und zählen Sie langsam.

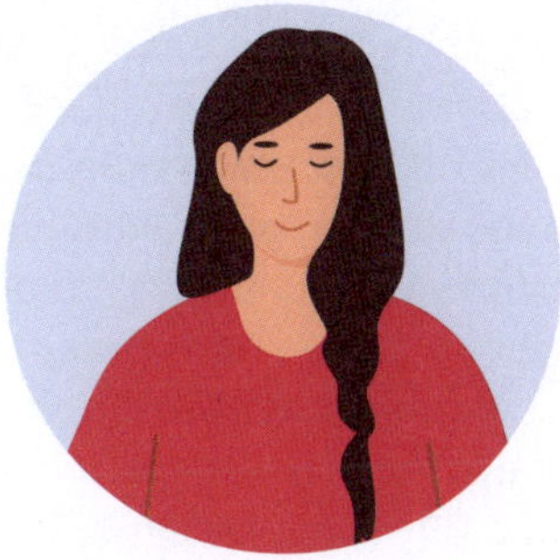

3 Zählen Sie bis vier und atmen Sie durch den leicht geöffneten Mund aus. Atmen Sie vollständig aus. Spüren Sie der Luft nach, wie sie den Weg aus Ihren Lungen durch die Luftröhre und den Mund nach außen nimmt.

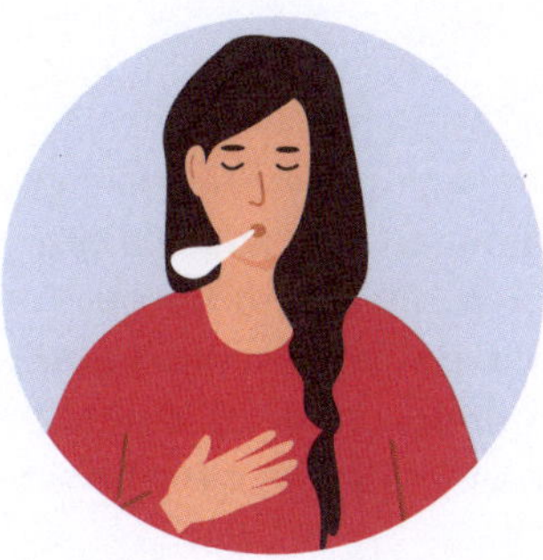

4 Zählen Sie nun bis vier und atmen Sie währenddessen nicht. Konzentrieren Sie sich auf die leere Lunge und kleingewordenen Bauch. Wiederholen Sie die Schritte eins bis vier etwa fünf Minuten lang.

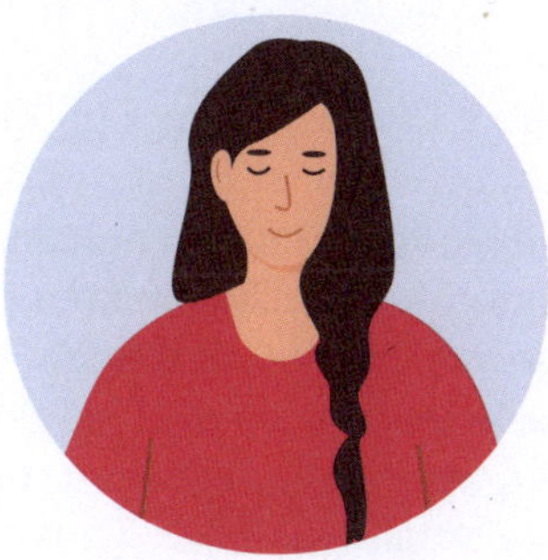

Meditation und mehr

Seit ewigen Zeiten meditieren Menschen und es gibt viele unterschiedliche Arten, dies zu tun. Viele davon sind in religiösen Praktiken verankert. Aber zum Meditieren muss man keine religiöse oder spirituelle Überzeugung mitbringen. Gut zu wissen, gerade für skeptisch eingestellte Menschen: Die Wirksamkeit von Meditation in Bezug auf die körperliche und mentale Gesundheit wurde vielfach wissenschaftlich nachgewiesen.

Das Kernanliegen von Meditation ist, zu lernen, sich nicht mehr in den eigenen Gedanken zu verfangen. Man übt zum Beispiel, die Wahrnehmung auf einen Gegenstand (etwa eine Kerzenflamme), ein Bild oder eine Tätigkeit (zum Beispiel das Gehen) zu bündeln. Oder man übt, Gedanken vorbeiziehen zu lassen und diesen Prozess nur zu beobachten, ohne inhaltlich in die Gedanken einzusteigen.

Viele Menschen finden die Vorstellung, Gedanken einfach vorbeiziehen zu lassen, eigenartig, oder sie probieren es aus und finden es unglaublich schwierig. Es ist auch nicht einfach. Häufig spielt aber eine falsche Erwartung eine Rolle. Es geht nicht darum, gar nicht zu denken. Dafür ist unser Geist nicht gemacht. Unser Geist ist zunächst unstet und steigt schon bei kleinen inneren Impulsen sofort ins Denken ein. Das Ziel ist also keinesfalls, alle Gedanken loszuwerden. Vielmehr geht es darum, nicht mehr jedem Impuls nachzugeben und zu lernen, sich selbst beim Denken zu beobachten. Je mehr wir das üben, desto besser klappt es.

MEDITATIONSKURSE: Ein Kurs kann helfen, eine Meditationsmethode zu erlernen. Es gibt Angebote für Einsteiger oder Anfänger. Oft übernimmt die Krankenkasse die Kosten für Meditationskurse zur Prävention und zum besseren Umgang mit Stress. Informieren Sie sich auf der Homepage Ihrer Krankenkasse.

Weitere Entspannungsübungen, deren Wirkung wissenschaftlich nachgewiesen ist, sind das Autogene Training und die Progressive Muskelentspannung nach Jacobsen. Auch hierzu gibt es Anleitungen und Kurse. Die meisten Entspannungsübungen sind Körperübungen, es gibt aber auch Traumreisen, bei denen man sich angenehme Bilder vorstellt. Manche Menschen finden es auch entspannend, klassische Musik zu hören. Es gibt hier keine Regeln. Probieren Sie aus, was für Sie am besten funktioniert.

Die Kunst der Selbstfürsorge

Selbstfürsorge will gelernt und gepflegt sein. Dabei kann Ihnen auch ein Dankbarkeitstagebuch helfen.

Unter dem Begriff Selbstfürsorge sind alle möglichen Aktivitäten gebündelt, die dazu beitragen, sich emotional stabiler und gesünder zu fühlen. Und zwar aus dem Wissen heraus, dass es gut und wichtig ist, sich selbst gegenüber fürsorglich zu sein. Das bedeutet auch, bei Lustlosigkeit zu lernen, über den eigenen Schatten zu springen oder den inneren Schweinehund zu ignorieren.

Aber was gehört eigentlich zur Selbstfürsorge? Hier spielen viele Bereiche eine Rolle, die meisten Themen kamen in diesem Buch bereits zur Sprache. So ist es wichtig, einen Ausgleich zwischen positiven Aktivitäten, Pflichten und Erholungspausen zu finden (siehe ab S. 95) – auch Pause machen kann für manche Menschen etwas sein, zu dem sie sich bewusst überwinden müssen! Eine ausgewogene Ernährung mit regelmäßigen Mahlzeiten ist wichtig (siehe S. 97). Dazu gehört auch, ausreichend zu trinken (mindestens zwei Liter pro Tag). Ausreichend Schlaf (siehe S. 107) gehört ebenso dazu wie regelmäßige Bewegung (siehe S. 103). Insbesondere wenn man ohnehin psychisch angeschlagen ist, ist es selbstfürsorglich, auf Alkohol und Drogen zu verzichten (siehe S. 45). Ein weiterer wichtiger Aspekt sind regelmäßige Arztbesuche, auch zur Vorsorge, und das Einnehmen notwendiger Medikamente gemäß der ärztlichen Empfehlung. Aber auch im Umgang mit anderen können Sie bewusst selbstfürsorglich sein: Pflegen Sie Kontakte, die Ihnen gut tun, und erlauben Sie sich, Abstand zu nehmen von Menschen, die Ihnen nicht gut tun. Zusammengefasst bedeutet Selbstfürsorge also, sich mit Wohlwollen und Respekt zu begegnen und sich – auch gegen innere Widerstände – um sich selbst zu kümmern. Was das ganz konkret für Sie bedeutet, ist individuell. Für den einen ist ein gutes Maß an Bewegung ein täglicher kurzer Spaziergang (was in der Depression schon eine große Herausforderung sein kann), die andere profitiert hingegen von intensivem Training im Fitnessstudio.

FINDEN SIE DAS RICHTIGE MAß! Was Ihnen persönlich guttut, können Sie nur durch wiederholtes Ausprobieren herausfinden. Das klingt mühsam, doch diese Anstrengung lohnt sich. Wenn Sie sich selbst besser kennenlernen, entdecken Sie viele Wege, wie Sie aktiv etwas für Ihr Wohlbefinden tun können.

Wichtig beim Thema Selbstfürsorge ist das Wissen, dass es sich langfristig für das emotionale Erleben und die psychische und körperliche Gesundheit auszahlt, sich gesundheitsbewusst zu verhalten. Regelmäßigkeit und das Einführen von Routinen sind sehr hilfreich, um selbstfürsorglich zu sein.

Wie reden Sie mit sich selbst?

Zur Selbstfürsorge gehört auch, sich mit dem sogenannten inneren Monolog zu beschäftigen, also der Art, wie man in Gedanken mit sich selbst spricht. Diese „innere Stimme" hat einen großen Einfluss darauf, wie wir uns fühlen, und ist leider oft nicht sehr freundlich. Schauen Sie sich dazu auch noch einmal die Beispiele im Kapitel über automatische Gedanken an (ab S. 112).

Bei der Arbeit mit dem inneren Monolog geht es nicht darum, nur noch „rosarote" Gedanken zuzulassen. Entscheidend ist vielmehr das Wie, die Art, wie wir mit uns selbst sprechen. Diese sollte von Wohlwollen und Verständnis geprägt sein. Der Gedanke „Ich habe heute nicht geschafft, was ich mir vorgenommen habe, ich bin so ein Loser" lässt sich beispielsweise so formulieren, dass man zwar die negative Tatsache anerkennt, aber die Selbstabwertung durch eine motivierende Botschaft ersetzt: „Ich habe heute nicht geschafft, was ich mir vorgenommen habe. Vielleicht war das Ziel nicht realistisch. Ich überdenke den Plan noch mal und versuche daraus etwas zu lernen." Oder: „Heute ist es mir gar nicht gelungen, mich zu motivieren. Das finde ich schade. Ich gebe aber nicht auf und werde morgen weitermachen."

Viele Menschen denken, sie müssten mit sich besonders streng sein, damit sie Dinge schaffen. Das stimmt aber nicht. Im Gegenteil: Wenn man sich selbst beschimpft, wird ein ähnlicher Stress ausgelöst, wie wenn jemand anderes uns beschimpft. Worte haben Macht. Sprechen Sie sich Mut zu und entwickeln Sie Verständnis für

SELBSTFÜRSORGE-KOFFER

Für Tage, an denen selbst das Aufstehen schwerfällt, ist ein kleines Selbstfürsorge-Kit die Rettung. Sie entscheiden, was drin ist!

Snacks Kandierter Ingwer, Müsliriegel … wählen Sie etwas, das Sie gerne mögen – auch bei Übelkeit.

Flasche Wasser
An dunklen Tagen ist ein Getränk in greifbarer Nähe unbezahlbar.

Erinnerungsfotos
Freunde, Haustiere, ein Ort.

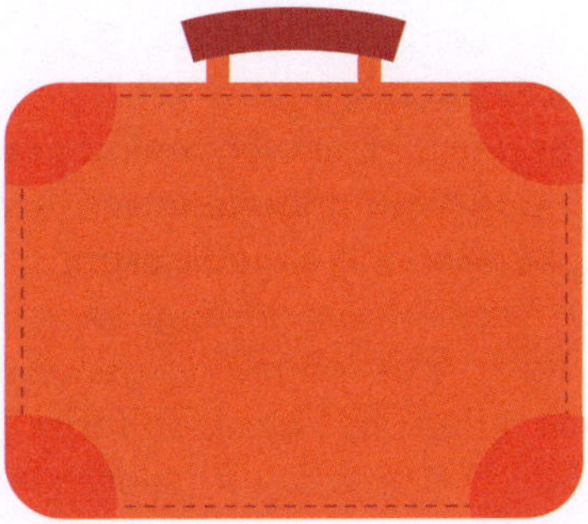

Notizzettel und Stift
Die aufgeschriebenen Gedanken dürfen später zerknüllt und weggeworfen werden.

Frische Unterwäsche, Deo und Gesichtstücher
Sauberer geht's gleich ein bisschen besser.

Liebe Worte
Zum Beispiel der Brief einer Freundin oder auch bestärkende Worte, die Sie selbst aufgeschrieben haben.

Etwas, das gut riecht
Ein angenehmer Duft regt die Sinne an. Das kann ein ätherisches Öl sein, aber auch ein Beutel Earl Grey.

Igelball
Zum Abbau von Anspannung oder auch für eine leichte Massage.

Lieblingsbuch
Je nach Interesse kann es auch ein Kreuzworträtsel oder eine Zeitschrift sein.

Ihr Handeln, ohne dabei Ihre langfristigen Ziele aus den Augen zu verlieren. Die Faustregel: Sprechen Sie mit sich wie mit einer guten Freundin oder einem guten Freund.

Das Dankbarkeitstagebuch

In der Depression (und auch sonst) liegt der gedankliche Fokus auf Negativem. Das hat einen großen Einfluss auf die Stimmung. Ein wirksames Werkzeug, um das zu ändern, ist ein sogenanntes Dankbarkeitstagebuch. Das funktioniert so: Notieren Sie sich abends alles, was an diesem Tag positiv war. Starten Sie nicht zu ambitioniert. Es geht nicht darum, dass großartige Dinge passieren müssen, sondern es geht um das Würdigen der vermeintlich kleinen Dinge: „Ich habe genug zu essen. Ich konnte aufstehen. Ich habe ein Lied gehört, das mir Freude gemacht hat." Oder: „Im Supermarkt hat mich jemand angelächelt. Ich hatte in der letzten Nacht ein paar Stunden Schlaf am Stück. Ich habe heute auch mal Nein gesagt."

Schon dadurch, dass Sie sich über den Tag hinweg damit beschäftigen, was am Abend auf die Liste kommt, verändern Sie Ihren Fokus. Sie werden Ihre Selbstwirksamkeit stärken. Das bedeutet, Sie werden merken, was Sie können, und dass Sie etwas bewirken können. Das ist ein wichtiger Schritt weg von der erlernten Hilflosigkeit (S. 31). Die Beschäftigung mit angenehmen Themen hebt auch die Stimmung, und das können Sie beeinflussen.

EIN STARKES NETZWERK

Eine Depression betrifft immer auch das Umfeld. Im besten Fall sind Angehörige eine Stütze. Erlauben Sie sich, Hilfe zu suchen und diese Hilfe auch anzunehmen.

Angehörige und Freunde einbeziehen

Es gibt Menschen um Sie herum, denen Sie viel bedeuten. Diese Beziehungen spielen auf dem Weg aus der Depression eine wichtige Rolle.

Möglicherweise hat Ihnen dieses Buches bereits dabei geholfen, Ihre Beschwerden und Schwierigkeiten besser einzuordnen. Vielleicht haben Sie auch schon einige Verhaltenstipps aus dem vorherigen Kapitel ausprobiert. Eine wichtige Frage steht nun im Fokus: Haben Sie schon mit jemandem über Ihre Situation gesprochen? Damit sind nicht nur professionelle Helferinnen und Helfer gemeint, an die Sie sich, wie Sie bereits in Kapitel 3 erfahren haben, in jedem Fall wenden sollen. Auch die Menschen in Ihrem persönlichen Umfeld haben vermutlich bemerkt, dass es Ihnen nicht gut geht. Manche sind möglicherweise ratlos. Sie wissen nicht, wie sie damit umgehen sollen, dass Sie so niedergeschlagen sind und hoffnungslos wirken. Simple Aufmunterungsversuche wirken in einer Depression in der Regel nicht, was auf beiden Seiten zu Frustration und Ärger führen kann. Es kann sein, dass einige Personen sich dann zurückziehen oder auf eine andere, für Sie nicht hilfreiche Art reagieren. Dahinter steht in der Regel keine böse Absicht.

Überlegen Sie in Ruhe, wem Sie sich anvertrauen möchten. Öffnen Sie sich und sprechen Sie miteinander. Holen Sie sich Unterstützung. Eine Depression ist eine Krankheit, die häufig dazu führt, dass man sich allein fühlt. Gemeinsam zu überlegen, was der nächste Schritt sein könnte, kann mitunter Hoffnung machen und Sie bestärken, beispielsweise eine Therapie zu beginnen.

Vielleicht wissen Ihre Freunde und Verwandten nicht viel über dieses schwierige Thema. Dann können Sie Ihnen dieses Buch in die Hand geben, sodass sie dazulernen und sich im Umgang mit Ihnen sicherer fühlen. Hierzu gibt es von Stiftung Warentest eine weitere ergänzende Lektüre: „Depression. Das Richtige tun. Ein Ratgeber für Angehörige und Freunde". Der Ratgeber ist unter test.de/shop erhältlich.

Bedürfnisse kommunizieren und Grenzen setzen

Zur Wahrheit gehört auch, dass andere Menschen nicht nur eine Stütze sind, sondern auch zur Belastung beitragen können. Oft liegt das auch daran, dass Menschen ihre eigenen Bedürfnisse gar nicht klar kommunizieren. So geschieht es im Alltag schnell, dass darüber einfach hinweggegangen wird.

Über Bedürfnisse haben Sie schon einiges gelesen. Nun heißt es, diese auch anderen mitzuteilen. Viele Menschen, die unter Depressionen leiden, haben lange die eigenen Bedürfnisse hintangestellt. Es ist an der Zeit, sich ihnen zuzuwenden und sie ernst zu nehmen. Im Kontakt mit anderen bedeutet das, dass man sich klar verständlich äußern muss, damit die Person überhaupt weiß, worauf sie Rücksicht nehmen soll. Sagen Sie zum Beispiel, dass Sie jetzt Ruhe brauchen, dass Sie sich eine Umarmung wünschen oder dass Sie keine Ratschläge benötigen, sondern jemanden, der zuhört.

WENN BEDÜRFNISSE NICHT ZUEINANDERPASSEN: Manchmal sind Bedürfnisse von zwei Menschen sehr unterschiedlich. Dann heißt es, miteinander zu reden und einen Kompromiss zu finden. Auch wenn es nicht immer eine perfekte Lösung gibt, ist es schon ein wichtiger Schritt, das Bedürfnis des anderen anzuerkennen, ohne ihn dafür zu verurteilen.

Nicht wenige Menschen neigen dazu, es anderen immer recht machen zu wollen. Sie beachten dann ihre eigenen Bedürfnisse oder Grenzen nicht mehr. Wenn der Selbstwert eh schon im Keller ist, versuchen viele, Harmonie beizubehalten und Konflikte zu vermeiden. Häufig steckt dahinter die Befürchtung, abgelehnt zu werden. Diese Haltung kann dazu führen, dass man zum Beispiel immer mehr Aufgaben übernimmt und dadurch überlastet ist. Ebenso kann es sein, dass man abwertende Kommentare einfach hinnimmt, um keinen Streit zu riskieren. Der unterdrückte Ärger hält dann oft lange an, die Beziehung leidet, man zieht sich zurück. Machen Sie sich daher klar: Das Wort „Nein“ muss nicht zwangsläufig zur Eskalation führen. Um Grenzen zu setzen, ist es wichtig, sich seiner eigenen Grenzen bewusst zu sein und sie klar und vorwurfsfrei zu kommunizieren. Wer das noch nie gemacht hat, muss und kann das üben!

Sie müssen es nicht allein schaffen!

Nicht bei allen Anliegen werden Ihnen Ihre Partnerin oder Ihr Partner, Ihre Familie oder Freunde Unterstützung geben können. Sie können aber miteinander besprechen, was Ihnen helfen kann: zum Beispiel Unterstützung beim Einhalten einer Tagesstruktur oder bei der Planung von regelmäßigen Mahlzeiten und positiven Aktivitäten.

Die Unterstützung durch andere sollte aber nicht dazu führen, dass Sie sich unter Druck gesetzt fühlen. Hier bewegt man sich manchmal auf einem feinen Grat zwischen Unterstützung und Kontrolle. Wenn es Ihnen so geht: Reden Sie darüber.

KEIN THERAPIEERSATZ! Familie und Freunde können wertvolle Zuhörer sein. Sie sind jedoch kein Ersatz für eine professionelle Therapie. Manchmal sind ihre Kapazitäten beim Zuhören erschöpft. Es ist wichtig, das zu akzeptieren. Für beide Seiten gilt, dass eine Selbsthilfegruppe Entlastung bringen kann (siehe S. 69, 143).

Andere können eine große Hilfe sein, wenn es darum geht, Ziele zu erreichen. Ganz allgemein ist das Erreichen von Zielen förderlich für den Selbstwert. Daher ist es sinnvoll, sich von anderen dabei helfen zu lassen. Sie müssen es nicht allein schaffen! Es ist nur wichtig, dass es Ihnen besser geht. Wenn Sie ein Ziel haben, bei dem andere Ihnen helfen können, sprechen Sie darüber. Vielleicht kann man sogar gemeinsame Ziele finden: etwa eine Ausstellung besuchen, eine neue Sportart ausprobieren, Mahlzeiten planen.

In der Praxis kann das zum Beispiel so aussehen: Eine Betroffene braucht Bewegung. Sie hat schon eine Weile mit den Symptomen ihrer Depression zu kämpfen und weiß, dass es ihr guttun würde, eine Runde joggen zu gehen. Nach dem Laufen geht es ihr erfahrungsgemäß viel besser. Das weiß sie! Und doch verstreicht Woche um Woche, sie kann sich nicht aufraffen. Das fühlt sich wie ein Versagen an. Schließlich erzählt sie einer Kollegin von ihrem Ziel, endlich wieder Sport zu machen. Es stellt sich heraus, dass die Kollegin den gleichen Vorsatz hat. Nun machen die beiden Nägel mit Köpfen: Sie fahren einmal die Woche nach Feierabend zum Fluss und laufen für 20 Minuten. Am Anfang sehr gemächlich, doch gemeinsam gelingt es ihnen, eine neue, positive Gewohnheit zu entwickeln.

Das Beispiel macht deutlich, dass das gesamte soziale Netzwerk eine große Unterstützung im Heilungsprozess darstellen kann. Dazu

SO GELINGT DAS NEINSAGEN

Um Grenzen zu setzen, sollten Sie sich mit dem Wort „Nein“ anfreunden.

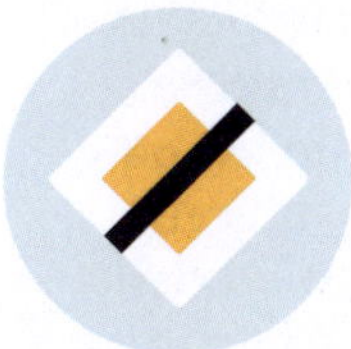

Stoppen Sie den Ja-Reflex!

Wenn jemand Sie um etwas bittet, nehmen Sie sich Zeit für die Antwort. Zunächst können Sie zum Beispiel sagen: „Ich denke noch mal drüber nach und melde mich bei dir.“ So haben Sie Bedenkzeit und können sich auf die Situation besser vorbereiten. Das ist ganz besonders wichtig, wenn Sie zu den Menschen zählen, die schon reflexhaft „Ja“ sagen, wenn sie um etwas gebeten werden.

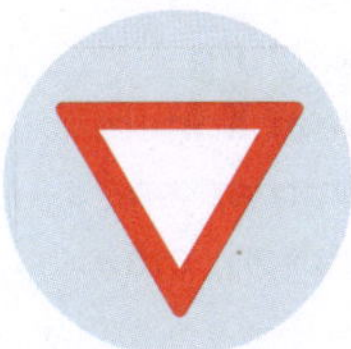

Das sanfte Nein

Wenn Ihnen die Pflege der Beziehung wichtig ist, können Sie Ihr „Nein“ beispielsweise so formulieren:
„Ich kann gerade nicht so reagieren, dass es für uns beide passt. Ich komme aber noch mal drauf zurück.“
„Es ist mir wichtig zu wissen, was dich gerade beschäftigt, aber ich habe nicht die Kraft zuzuhören. Können wir später noch mal sprechen?“
„Du bist mir wichtig. Und deshalb ist es mir wichtig, dass du verstehst, dass ich mich überfordert fühle und etwas Zeit brauche.“

Das klare Nein

Üben Sie aber auch, Ihre Grenzen mit einer klaren Aussage zu kommunizieren:
„Ich möchte nicht darüber sprechen.“
„Nein, ich kann (oder will) diese Aufgabe nicht übernehmen.“
„Was du gerade zu mir gesagt hast, ist nicht hilfreich für mich.“
„Ich brauche in Bezug auf diesen Punkt keine Ratschläge.“
„Nein, das sehe ich anders.“
„Ich werde meine Meinung dazu nicht ändern, auch wenn du hartnäckig bleibst.“
Und zu guter Letzt: „Wir müssen uns darauf einigen, dass wir uns nicht einigen können.“

ist es gar nicht unbedingt nötig, jeden im Umfeld in die gesamte Problematik der Depression einzuweihen. Personen, die Ihnen sehr nahe stehen, werden jedoch ohnehin die Symptome bemerken, auch wenn sie diese nicht unbedingt zuordnen können. Hier empfiehlt es sich, ein offenes Gespräch über die Erkrankung zu führen.

Nicht alle Menschen sind gleichermaßen befähigt, wenn es darum geht, mit einem depressiv erkrankten Menschen umzugehen. Auch wenn die negativen Gedanken in der Depression Sie dazu verleiten können, Kontakte abzubrechen, geben Sie Ihrem Umfeld die Chance, dazuzulernen und auf Sie einzugehen. Das braucht manchmal auch mehrere Anläufe.

Natürlich gibt es auch zwischenmenschliche Schwierigkeiten, die Sie nicht ignorieren sollten. Es ist beispielsweise ein großes Problem, wenn jemand wiederholt über Ihre Bedürfnisse hinweggeht, Sie offen abwertet oder Ihr Erleben infrage stellt. Oder wenn jemand zu viel von Ihnen fordert und Sie nicht die Kraft haben, diesen Ansprüchen gerecht zu werden. Schauen Sie, in wessen Gegenwart Sie sich wohl und unterstützt fühlen. Es gehört auch zur Selbstfürsorge, Kontakte, die an Ihnen zehren, zu reduzieren oder gar eine Beziehung zu beenden, wenn diese Ihnen auf Dauer schadet.

Als Paar die Depression bewältigen

Eine Depression belastet meist auch die Beziehung zum Partner oder zur Partnerin. Wie geht man damit um?

Starten wir mit einem typischen Beispiel: Martha und Jonas sind seit elf Jahren in einer festen Beziehung und leben zusammen. Vor einem Jahr hat Martha mit einem stressigen Job angefangen. Wenn sie spät abends aus dem Büro kommt, ist sie erschöpft. Deshalb übernimmt Jonas viele Aufgaben zu Hause, was ihn mehr und mehr ärgert. Außerdem macht der Alltag mit Martha wenig Freude. Dauernd hat sie miese Laune. Sie beschwert sich ständig, vor allem über den Job. Jonas kann das nicht mehr hören. Warum sucht sie sich nicht einfach eine neue Stelle? Auch die gemeinsame Freizeit leidet: Er kann die Male, zu denen sie im letzten Jahr ausgegangen sind, an einer Hand abzählen. Jonas fehlt Marthas Zuwendung. Neulich hatte er einen Paarabend geplant, aber Martha ist dann doch lieber früh ins Bett gegangen. Es fällt Jonas immer schwerer, Verständnis für Marthas Verhalten aufzubringen. Er findet: Damit sich etwas ändert, muss Martha etwas ändern.

Sie ahnen es sicher schon: Wir gehen in diesem Beispiel davon aus, dass Martha an einer Depression erkrankt ist. In Marthas Familie waren bereits mehrere Menschen an Depressionen erkrankt, sodass von einer genetischen Komponente ausgegangen werden kann (siehe dazu Kapitel 2, S. 37). Symptome wie etwa Freudlosigkeit, Interessenverlust und Antriebsmangel wirken sich oft massiv auf die Beziehung aus. Martha schafft es noch, ihrem Beruf nachzugehen, für alles andere ist keine Energie mehr übrig. So fallen dem gesunden Partner immer mehr Aufgaben zu – hier kann es sich um Pflichten im Haushalt oder in der Kinderversorgung handeln, die von der anderen Person nicht mehr so gut erledigt werden (können). Aber auch die Planung und Gestaltung der gemeinsamen Freizeit ist nicht mehr einfach so möglich: Der Film wird doch nicht angesehen, das Konzert doch nicht besucht und der gemütliche Bar-Abend mit Freunden wird abgesagt. Häufig ist der Aufbau von Nähe, Intimität und Sexualität durch eine Depression erschwert, was beiden Beteiligten zu schaffen machen kann. Die Frustration nimmt zu, das Paar findet nur schwer aus dieser Situation heraus.

Natürlich muss es nicht immer so laufen. Sofern Sie in einer Beziehung sind, hängt es natürlich ganz von Ihrer individuellen Lebenswirklichkeit und der Ihres Partners oder Ihrer Partnerin ab, ob und inwieweit die Depression Ihre Beziehung beeinträchtigt. Tatsache ist aber: Die Bewältigung einer Depression kann in manchen Fällen zu einer echten Zerreißprobe für die Beziehung werden.

In anderen Fällen stellen nicht gut oder schlecht funktionierende Beziehungen oder fortwährende Konflikte und ungelöste Streitereien auch Auslöser für depressive Episoden dar – oder aber (Beziehungs-)Konflikte verhindern den Weg zur Gesundung, sind also aufrechterhaltende Bedingungen für die Depression (siehe dazu auch Kapitel 2, S. 49).

Vielleicht spielen bei Ihnen auch Schuldgefühle eine Rolle, die Sie aufgrund Ihrer Erkrankung empfinden. Oder Sie schämen sich, dass es Ihnen immer noch nicht besser geht, und wollen auf keinen

Fall eine Belastung für Ihre Partnerin oder Ihren Partner sein. Hier ist es wichtig zu wissen: All das – Schuld- und Schamgefühle sowie der Wunsch, keine Belastung für andere darzustellen – kann Ausdruck der Symptome der Depression sein.

In jedem Fall ist es ein guter erster Schritt, dass Sie Ihre Schwierigkeiten und Befürchtungen in Bezug auf Ihre Beziehung offen mit Ihrer Partnerin oder Ihrem Partner thematisieren. Das ist natürlich leichter gesagt als getan – vor allem wenn Sie nicht geübt darin sind, sich und Ihr inneres Erleben mit anderen zu teilen. Vielleicht benötigen Sie hierbei Hilfe. Diese Hilfe kann unterschiedlich aussehen. Als etablierte Methode gilt zum Beispiel das sogenannte Zwiegespräch.

DAS ZWIEGESPRÄCH: Diese besondere Form des Paargesprächs wurde von Michael Lukas Möller entwickelt. Es geht dabei um ein Gespräch, für das sich beide Partner verabreden und bewusst Zeit nehmen. Beide erzählen sich abwechselnd, was sie gerade bewegt, ohne den anderen zu unterbrechen, wenn er an der Reihe ist. Das Zwiegespräch soll das aktive Zuhören und das gegenseitige Verständnis fördern.

Als eine andere, gegebenenfalls auch das Zwiegespräch ergänzende Möglichkeit bieten sich paar- und/oder familientherapeutische Sitzungen gemeinsam mit einem entsprechend ausgebildeten Therapeuten an (siehe S. 76).

Lustkiller Depression

Über Sex zu sprechen, fällt vielen Menschen schwer. Umso wichtiger ist es, klar zu unterstreichen, dass Depressionen, ganz nüchtern formuliert, einen nachteiligen Einfluss auf das Bedürfnis nach Intimität, Nähe und die Libido haben können. Dabei findet Sex natürlich nicht nur in festen Partnerschaften statt, sondern passiert auch allein oder mit anderen Personen außerhalb einer Beziehung. In jedem Fall gilt: Wenn Sie in diesem Bereich Schwierigkeiten haben und mit Ihrem Sexleben unzufrieden sind, geht es um ein Grundbedürfnis, das nicht erfüllt ist, möglicherweise aufgrund der Depression. Das darf und soll in einer Therapie zur Sprache kommen.

Dabei ist nicht nur die Depression an sich ein häufiger Lustkiller. Auch die Einnahme von Medikamenten kann manchmal zu sexuellen Funktionsstörungen führen, zu denen unter anderem der Libidoverlust oder auch Orgasmusstörungen zählen – und das sowohl bei Männern als auch bei Frauen. Nach klinischer Erfahrung ist das ein häufiger Grund, warum Medikamente wieder abgesetzt werden oder generelle Vorbehalte gegenüber der Einnahme bestehen. Wie Sie aber sicher schon vermuten, ist es auch in diesem Fall nicht ratsam, auf eigene Faust die Medikamente abzusetzen. Sprechen Sie stattdessen mit Ihrem Arzt oder Ihrer Ärztin und lassen Sie sich zu Alternativen beraten.

Tatsache ist aber auch: Oft ist die Depression selbst die Ursache für sexuelle Probleme. Wie gehen Sie damit am besten um? Wichtig ist, dass Sie sich nicht unter Druck setzen. Auch hier kann ein offenes Gespräch mit Ihrem Partner oder Ihrer Partnerin helfen. Das ist auch deshalb wichtig, weil es vorkommt, dass Partner die fehlende Lust der Betroffenen negativ interpretieren und beispielsweise annehmen, sie seien für den anderen nicht mehr attraktiv. Wenn der Libidoverlust ein Symptom der Depression ist, kann es schon eine gewisse Entlastung darstellen, diese Tatsache als solche anzuerkennen, auch wenn das Problem (ebenso wie andere Symptome der Depression) eventuell noch eine Weile bestehen bleibt.

Daneben bietet Ihre Psychotherapie einen Raum zur Auseinandersetzung mit genau diesen Themen. Hierzu zählt die Beschäftigung mit den eigenen Erwartungen: Wenn ich glaube, dass zwei, drei Mal Sex pro Woche für immer normal sein werden, werde ich sicherlich irgendwann an diesem Anspruch scheitern. Diese Erwartung zu hinterfragen, kann Ihren Leidensdruck schon senken. Wenn Probleme im sexuellen Bereich für Sie sehr belastend sind, kann es eventuell sinnvoll sein, sich an Psychotherapeutinnen und -therapeuten zu wenden, die auf Sexualtherapie spezialisiert sind.

Paartherapie als Chance

Für alle Probleme in der Partnerschaft gilt, dass es hilfreich sein kann, eine Paartherapie zu beginnen. Diese unterscheidet sich von der Psychotherapie des an der Depression erkrankten Partners darin, dass beide Partner gleichermaßen einbezogen werden. Zwar besteht auch bei individuellen Psychotherapien in Absprache mit dem Therapeuten die Möglichkeit, den Partner oder die Partnerin zu einzelnen Sitzungen mitzubringen. Das dient dann jedoch allein der Informationsvermittlung in Bezug auf die erkrankte Person, die Paarbeziehung wird also nicht zum Gegenstand der Therapie.

Bei einer echten Paartherapie geht es hingegen nicht nur um den „Kranken", sondern beide Partner mit ihren jeweiligen Bedürfnissen und Sorgen werden gleichwertig behandelt. Eigentlich ist es sogar so: Der Therapeut oder die Therapeutin betrachtet nicht die Partner, sondern die Partnerschaft als Klienten. Die Depression kann natürlich trotzdem Thema sein, nicht zuletzt deshalb, weil sie, wie bereits deutlich wurde, nicht nur die betroffene Person, sondern auch die Paarbeziehung belastet.

LIEBER FRÜHER ALS SPÄTER: Wenn Sie eine Paartherapie in Erwägung ziehen, zögern Sie nicht, eine erste Sitzung zu vereinbaren. In der klinischen Erfahrung suchen Paare sich leider oft zu spät Hilfe, nämlich erst dann, wenn in der Beziehung schon große Hoffnungslosigkeit eingetreten ist.

Eine Paartherapie soll dabei unterstützen, individuelle Anliegen zu klären und Wünsche zur Veränderung zu formulieren. In der Praxis bedeutet das, dass es zu Beginn oft zunächst einmal darum geht, die Partner ins Gespräch miteinander zu bringen. Für dieses Gespräch bietet die Therapie einen sicheren Raum. In vielen Fällen wird die Kommunikation in der Beziehung zu einem zentralen Thema. Denn oft mangelt es gar nicht unbedingt an Zuneigung füreinander, sondern es bestehen ungünstige Kommunikationsmuster, die immer wieder zu massiven Missverständnissen führen. Diese sind irgendwann festgefahren und es wird immer schwieriger, sie zu lösen. Zusätzlich können Beziehungskonflikte zur Sprache gebracht und aufgearbeitet werden.

Der große Haken an der Sache: Paartherapien sind keine Leistung der gesetzlichen Krankenkassen und müssen deshalb aus eigener Tasche gezahlt werden. Das kann teuer werden, vor allem bei mehreren Sitzungen, auch wenn sich diese Investition durchaus lohnen kann. Eine kostengünstigere Alternative sind paar- und/oder familientherapeutische Beratungsstellen. Die Diakonie bietet zum Beispiel nicht konfessionell gebundene Unterstützung an. Hierzu finden Sie im Internet weitere Informationen. Geben Sie dort zum Beispiel „Diakonie" und „Paarberatung" sowie Ihren Wohnort ein.

RICHTIG UNTERSTÜTZEN

Eine Übersicht für Angehörige und Freunde, die Betroffene unterstützen möchte

WAS ANGEHÖRIGE VERMEIDEN SOLLTEN

- Forderungen und Druck (Beispiel: „Reiß dich mal zusammen", „Du musst einfach mal was anders machen"). Menschen mit einer Depression können sich nicht „zusammenreißen". Solche Aussagen lösen eher Verzweiflung und Schuldgefühle oder Ärger aus und sind nicht hilfreich.
- Simple Aufmunterungsversuche (Beispiel: „Tu dir doch einfach mal was Gutes oder fahr mal weg!").
- Körperliche Beschwerden abtun. Durch die Depression werden auch kleinere Beschwerden schwer erträglich.
- Verbale Angriffe. Dazu kommt es manchmal, wenn Angehörige die Geduld verlieren. Die Angehörigen sollten dies als Zeichen dafür sehen, dass sie selbst eine Auszeit brauchen.
- Die Therapeutenrolle übernehmen.
- Der erkrankten Person alles abnehmen.

WIE ANGEHÖRIGE HELFEN KÖNNEN

- Eine wohlwollende, unterstützende Haltung einnehmen. Diese einzunehmen ist manchmal eine große Herausforderung. Angehörige sollten ihre eigenen Grenzen wahren und diese selbstfürsorglich mitteilen.
- Bei Eigeninitiative und Ideen den Betroffenen unterstützen. Angehörige könnten zum Beispiel sagen:

„Du bist mir wichtig. Ich möchte für dich da sein."

„Du bist nicht allein, auch wenn es sich manchmal so anfühlt."

„Es ist nicht deine Schuld."

„Kann ich dich unterstützen? Möchtest du, dass ich beim Arzt anrufe?"

„Wollen wir das Erstgespräch beim Arzt/Therapeuten/Beratungsstelle zusammen vorbereiten?"

Die ganze Familie im Blick

Eine Depression betrifft auch die anderen Familienmitglieder. Achten Sie aufeinander und holen Sie sich Hilfe.

Wenn Kinder im Haushalt leben, hat das Thema Depression in der Regel eine weitere Komponente. Für Betroffene bedeutet das häufig: noch mehr Schuldgefühle. Eine psychische Krise macht Eltern aber nicht automatisch zu „schlechten Eltern".

Es ist daher sehr wichtig, Kindern dem Alter angemessen zu erklären, was los ist. Dieser Ratschlag widerspricht dem Bedürfnis vieler Eltern, die Kinder vor diesem schweren Thema zu schützen.

Kinder bemerken jedoch sehr viel: eine veränderte Stimmung, einen traurigen Blick oder wenn man sich nicht gut auf die Geschichte aus dem Kindergarten oder der Schule konzentrieren kann. Und leider ist es so, dass Kinder die Schuld für das Verhalten der Eltern oft bei sich selbst suchen.

Im Sinne einer guten Bindung ist es daher wichtig, dass Sie Ihrem Kind deutlich machen, dass es zum Beispiel keine Schuld daran trägt, wenn Sie sich zurückziehen und viel Ruhe brauchen. Auf den folgenden beiden Seiten finden Sie Beispiele und Anregungen, wie sich die Situation einfühlsam gestalten lässt.

Kindern die Depression erklären

Was können Kinder verstehen? Das hängt natürlich vom Alter ab. Generell können Sie Ihren Kindern erläutern, dass Sie eine Krankheit haben, die behandelt werden kann. Sie sollten Ihr Kind wissen lassen, dass Sie sich um diese Behandlung kümmern, dass es nicht die Verantwortung dafür trägt und dass es keinesfalls schuld ist. Bei jüngeren Kindern hilft eine einfache Sprache, ohne auf die Ursachen und Hintergründe der Depression einzugehen. Sie können zum Beispiel erzählen, dass die Krankheit Sie traurig macht und dass Ihnen vor lauter Traurigkeit vieles schwerfällt. Dass Sie sich aber darum kümmern, dass es wieder besser wird. Sie können Bilder wählen. Sagen Sie zum Beispiel, dass es Tage gibt, an denen Sie sich am liebsten in ein Schneckenhaus verkriechen würden, oder Tage, an denen Sie sich fühlen, als hätten Sie einen ganz schweren Sack Steine auf dem Rücken.

Bei älteren Kindern, etwa ab zehn Jahren, können Sie schon etwas mehr berichten. Sie können die Krankheit benennen und beschreiben, welche Symptome (etwa Traurigkeit, Erschöpfung) und welches Verhalten (zum Beispiel Rückzug oder Weinen) mit der Depression im Zusammenhang stehen. Gehen Sie auf die Fragen des Kindes ein. Sagen Sie ihm, dass Sie es lieben und Ihre Mutter- oder Vaterrolle ausfüllen wollen und dass Sie dabei manchmal Hilfe zum Beispiel von anderen Erwachsenen brauchen.

VORBILD SEIN: Es ist ein Zeichen von Stärke, sich bewusst zu sein, dass man Hilfe braucht. Wenn Kinder das lernen, ist das ein großer Gewinn. Sie haben daher die Chance, ein Vorbild zu sein und Ihrem Kind vorzuleben, wie man sich in einer schwierigen Lage Hilfe holt.

Im Gespräch über die Erkrankung stellen viele Kinder auch Fragen. Beantworten Sie diese Fragen, so gut Sie können. Auch Sie können Fragen stellen oder selbst das Thema ansprechen. Das muss gar nicht kompliziert sein: „Du hast bestimmt schon gemerkt, dass ich heute nicht so aufmerksam bin, oder?" „Ich bin heute wirklich sehr müde und schlapp. Das tut mir leid, weil ich weiß, dass es dir wichtig ist, von deinem Tag zu erzählen." „Ich fühle mich heute schwer wie ein Sack Steine, ich kann mich gar nicht aufraffen. Das liegt aber gar nicht an dir!" „Heute habe ich ganz viel Ärger in mir. Aber ich möchte, dass du weißt, dass das nicht an dir liegt und dass ich mich darum kümmern will, dass es dir nicht schlecht damit geht." „Meine Krankheit hält jetzt schon lange an. Ich weiß, dass das schwierig für dich ist. Ich habe dich sehr lieb und möchte gut auf dich aufpassen."

Achten Sie im Gespräch auf die Signale Ihres Kindes. Manchmal sind Kinder mit einer kurzen Erklärung schon zufrieden, fühlen sich gesehen und wenden sich anderen Dingen zu. Mehr wäre vielleicht überfordernd. Sie müssen dann nicht versuchen, noch all das anzusprechen, was Sie sich vorgenommen haben. Das Gespräch kann einfach später, bei passender Gelegenheit fortgesetzt werden.

Fällt es Ihnen schwer, mit Ihrem Kind zu sprechen, können Sie sich auch Unterstützung holen. Ärzte, Therapeuten und Beratungsstellen können helfen, manchmal aber auch andere Familienmitglieder oder Freunde. Bitten Sie aktiv um Hilfe!

Schaffen Sie ein Netzwerk zur Unterstützung Ihres Kindes. Das können Großeltern, Freunde, Eltern von Mitschülern oder auch Institutionen wie Hort oder andere Formen von Kinderbetreuung sein. In vielen größeren Städten gibt es Gruppen für Kinder von Menschen, die an einer Depression erkrankt sind. Eine Liste mit regionalen Angeboten und Informationen dazu finden Sie im Internet zum Beispiel bei netz-und-boden.de/deutschland/.

Wenn es schwer fällt, die richtigen Worte zu finden, können auch Bücher eine Hilfe sein. Es gibt eine große Auswahl an Büchern, die Kindern in unterschiedlichen Altersgruppen erklären, was es mit der Depression auf sich hat.

Wie Angehörige für sich sorgen können

Vielleicht beschäftigen Sie sich ungern mit der Frage, inwiefern Ihre Erkrankung auch Ihre Familie betrifft. Denn klar ist: Sie möchten niemanden belasten. Doch eine Depression belastet nun mal in der Regel auch Menschen in Ihrem engen Umfeld. Ihre Familie kann nichts für die Depression – Sie selbst aber auch nicht!

Für Angehörige bedeutet die depressive Erkrankung eines Familienmitglieds häufig, mehr Aufgaben zu übernehmen, sich um den Betroffenen und dessen therapeutische Anbindung zu kümmern, ein offenes Ohr zu haben und die eigenen Bedürfnisse zurückzustellen. Das kann eine deutliche Belastung sein.

Für Sie als betroffene Person ist dies zunächst einmal ein weiterer sehr guter Grund, sich in Behandlung zu begeben. Denn Ihre Angehörigen können nicht alles stemmen. Sobald Sie professionelle Ansprechpartner haben, entlastet das Ihre Angehörigen. Und klar ist: Wenn es Ihnen wieder besser geht, geht es auch Ihrer Familie besser. Sie haben also ein gemeinsames Ziel.

Erfreulicherweise gibt es darüber hinaus auch immer mehr Hilfsangebote, die sich direkt an die Angehörigen von psychisch erkrankten Menschen richten. So werden Angehörigen-Selbsthilfegruppen von vielen als große Hilfe und Entlastung empfunden. In diesen Gruppen finden helfende Menschen selbst ein offenes Ohr. Oft stellen sie dann fest, dass sich die meisten Angehörigen anfangs mit der Situation überfordert fühlen – in der Gemeinschaft aber Kräfte sammeln können. Die Gruppen verfügen häufig über ein gesammeltes Wissen zu Depressionen und den zur Verfügung stehenden Ressourcen in der Umgebung, was sehr wertvoll sein kann.

SELBSTFÜRSORGE IST AUCH FÜR ANGEHÖRIGE WICHTIG. Wenn Ihre Angehörigen für sich sorgen, ist das auch für Sie gut. Es ist wichtig für Ihre Angehörigen, sich von negativen Gedankenspiralen zu distanzieren, möglichst ohne auf Distanz zu Ihnen zu gehen. Auch Angehörige brauchen Auszeiten und eine Balance von Pflichten und positiven Aktivitäten (siehe S. 139).

An dieser Stelle noch einmal der Hinweis auf Ratgeberliteratur oder Beratungsangebote wie etwa von der Deutschen Depressionshilfe, der Deutschen Depressionsliga oder von NAKOS – der Informationsstelle zu Selbsthilfegruppen (siehe auch Kapitel 3, S. 69). Der Bundesverband der Angehörigen psychisch erkrankter Menschen e. V. stellt auf seiner Internetseite viele Informationen bereit: bapk.de, unter anderem auch in arabischer und ukrainischer Sprache. Auch eine Psychotherapie kann für Angehörige angemessen und hilfreich sein, wenn sie sich sehr belastet fühlen.

Die Familie entlasten

Zum Aufbau eines unterstützenden Netzwerks gehört es auch, Aufgaben außerhalb der Familie zu verteilen. Vielleicht stößt diese Idee bei Ihnen zunächst auf Widerstand: „Wir schaffen das schon!" Das kann ja auch sein. Aber es lohnt sich, hier immer wieder zu prüfen: „Zu welchem Preis schaffen wir es?" Es kann sein, dass bestimmte Aufgaben Sie an vielen Tagen der Woche überfordern.

Vielleicht bekommen Sie Hilfe aus Ihrem privaten Umfeld. Diese ist sehr wertvoll, hat aber oft Grenzen oder ist störanfällig. Die Nachbarin, die normalerweise für Sie einkauft, hat plötzlich zwei kranke Kinder zu Hause und kann daher nicht einkaufen gehen. Oder Ihr bester Freund, der sonst immer zur Stelle ist, muss unerwartet Über-

EIN STARKES NETZWERK

Ein Netz aus Angehörigen, Freunden und professionellen Helfern kann Betroffene auffangen.

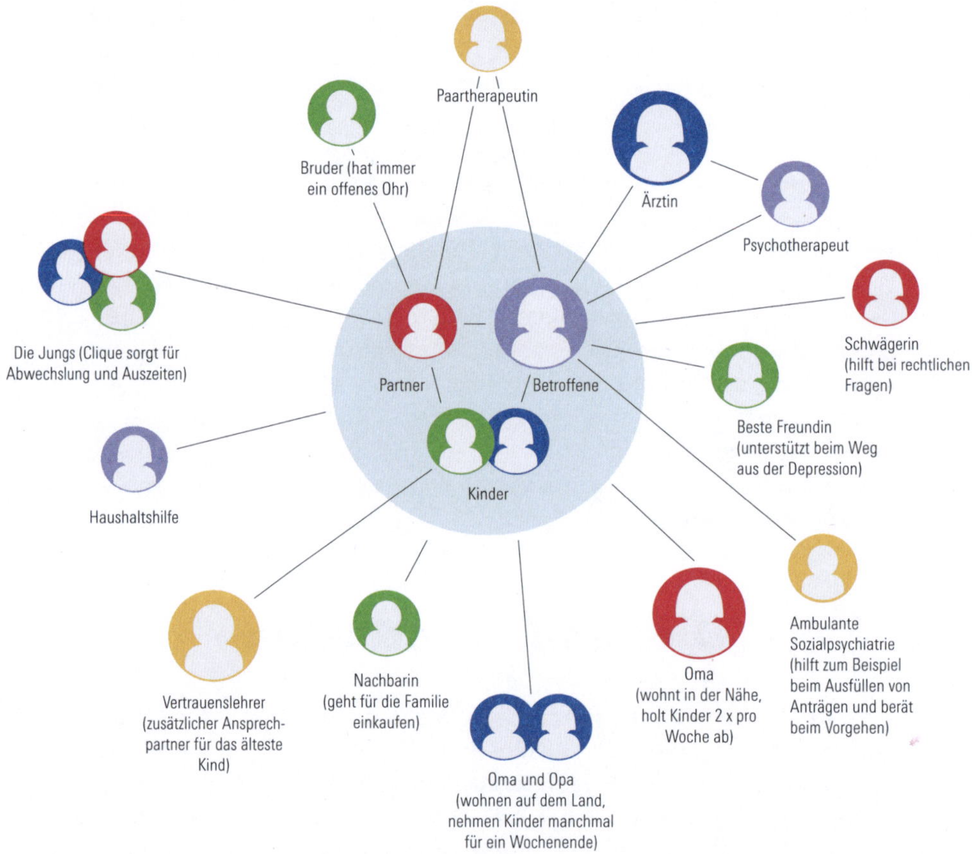

Das Beispiel zeigt das Netzwerk einer Familie, in der die Mutter an einer Depression erkrankt ist. Diese Familie erhält viel Unterstützung, benötigt diese aber auch, allein schon, weil die Kinderbetreuung gesichert sein muss. Bei Alleinstehenden würde das Netzwerk natürlich ganz anders aussehen. Welche Menschen und Institutionen können Ihnen helfen? Wie sieht Ihr Netzwerk aus? Wie können Sie es erweitern?

stunden machen. Vielleicht möchten Sie auch Ihre Angehörigen und Freunde nicht mehr mit Ihren alltäglichen Erledigungen beauftragen, weil es Ihnen unangenehm ist. Spätestens dann ist es ratsam, auch professionelle Hilfsangebote einzubeziehen.

ANSPRUCH AUF EINE HAUSHALTSHILFE: Bei schwerer Erkrankung (das kann auch eine Depression sein) und nach einer Krankenhausbehandlung können Sie bei der gesetzlichen Krankenkasse einen Antrag auf häusliche Pflege oder eine Haushaltshilfe stellen. Diese kann Ihnen zum Beispiel bei Putztätigkeiten in Ihrer Wohnung oder auch beim Einkaufen unter die Arme greifen. Fragen Sie am besten direkt bei Ihrer Krankenkasse nach.

Auch wenn es für Sie ungewohnt ist, um Hilfe zu bitten: Es lohnt sich. Das kann auch bedeuten, sich beraten zu lassen, wenn man mit einer belastenden Situation überfordert ist. Beratungsstellen, Begegnungsstätten und darüber hinausgehende Hilfsangebote unterstützen Menschen mit psychischen Problemen. Es gibt sie bundesweit. Die Angebote und Dienste sind im Sozialgesetzbuch verankert und dienen unter anderem dem Ziel, den Betroffenen ein möglichst selbstbestimmtes Leben zu ermöglichen. Sozialpsychiatrische Dienste zählen dazu, aber auch die ambulante Sozialpsychiatrie und psychosoziale Beratungsstellen. Sie leisten zum Beispiel lebenspraktische Unterstützung in den Bereichen Wohnen, Selbstsorge und Freizeitgestaltung oder bieten Förderung an, um (wieder) am Arbeitsleben teilzuhaben. Neben Anliegen, die Sie im Einzelkontakt mit den Mitarbeitern besprechen und klären können, gibt es bei vielen Trägern auch die Möglichkeit, Gruppenveranstaltungen wahrzunehmen oder sich einfach mal in den Begegnungsstätten bei Kaffee und Kuchen mit anderen Menschen auszutauschen. Informieren Sie sich zu konkreten Anbietern und Beratungsstellen in Ihrem Wohnumfeld! Hierbei können Sie prüfen, ob entsprechende Leistungen etwas für Sie sind und für Sie infrage kommen. In Bezug auf die Kostenübernahme und das Stellen entsprechender Anträge können Sie direkt bei den Beratungsstellen durch die Mitarbeitenden mehr erfahren und bei deren Bearbeitung Unterstützung erhalten. Rufen Sie doch einfach einmal dort an. Am besten jetzt gleich.

HERAUS-FORDERUNG DEPRESSION IM JOB

Viele Ängste von Betroffenen drehen sich um den Beruf. Hier gilt: Wissen stoppt Grübeln! Arbeitsrechtler Alexander Bredereck gibt Empfehlungen zum Umgang mit der Erkrankung im Arbeitsleben.

Die juristische Perspektive

Was tun, wenn Sie aufgrund der Depression ausfallen oder weniger leistungsfähig sind? In diesem Kapitel finden Sie Antworten.

In den vorangegangenen Kapiteln haben Sie viel über Depressionen erfahren. Sie haben vielleicht Ihre persönliche Erkrankung besser verstanden. Außerdem wissen Sie nun, dass sich die verschiedenen Symptome, abgesehen von den Hauptsymptomen, bei Betroffenen ganz unterschiedlich zeigen können. Je nach Stärke und Verlauf kann eine depressive Erkrankung, wie andere Krankheiten auch, dazu führen, dass man vorübergehend oder längerfristig nicht mehr arbeiten kann. Bei Betroffenen führt dies häufig zu Schuldgefühlen, Ärger auf sich selbst – oder manchmal sogar zu einer Erleichterung. Diese (psychischen) Aspekte können gut in einer Therapie besprochen und besser verstanden werden.

Es gibt bei Betroffenen aber auch viele Fragen im Zusammenhang mit Arbeitsunfähigkeit oder dem Arbeitsplatz. Diese können Ärzte, Ärztinnen, Therapeutinnen und Therapeuten nicht beantworten. Das folgende Kapitel des Gastautors Alexander Bredereck, Fachanwalt für Arbeitsrecht, soll Ihnen helfen, sich mit den juristischen Schwierigkeiten auseinanderzusetzen, die im Rahmen einer häufigen oder längerfristigen Erkrankung auftreten können.

Bei der Lektüre werden Sie feststellen, dass der Fokus einer juristischen Beratung sich deutlich vom psychotherapeutischen und ärztlichen Ansatz unterscheidet. Wo Ihnen bislang ans Herz gelegt worden ist, sorgsam mit sich umzugehen und auf Ihre Belastungsgrenze zu achten, werden Sie hier feststellen, dass Handeln und Entscheiden gefordert werden. Bitte lassen Sie sich davon nicht entmutigen. Viele der folgenden Themen sind sehr wichtig und sollten Ihnen bekannt sein, damit Sie sich besser schützen und stärken können. Auch hier kann das Thema Netzwerk eine Rolle spielen, da Sie in Beratungsstellen, bei Freunden und einer anwaltlichen Vertretung Unterstützung und Entlastung finden können.

Sofortmaßnahmen

Wenn Sie eine Depression haben, ist es – wie bei anderen Erkrankungen auch – wichtig, professionelle und andere Hilfe zu suchen. Da Antrieb und oft die Konzentration beeinträchtigt sind, betrifft das auch rechtliche Angelegenheiten. Diese sind für Nichtjuristen kompliziert, sie bringen auch gesunde Arbeitnehmende an ihre Grenze. Überlegen Sie daher: Wer kann Sie bei Schwierigkeiten unterstützen? Wer ist bereit, diese Tipps zu lesen und Sie im Bedarfsfall an die Hand zu nehmen? Wer kann Ihren Briefkasten überwachen und die Kommunikation mit dem Arbeitgeber, Arzt oder Anwalt übernehmen? Suchen Sie sich dafür Menschen aus Ihrem nahen Umfeld, besser aber keine Arbeitskollegen und -kolleginnen.

PROFESSIONELLE HELFER: Sofern das für Sie infrage kommt, empfehlen sich ein berufsbegleitendes Coaching oder staatliche, kostenfreie Stellen, wie etwa sogenannte Integrationsfachdienste (IFD), eventuell ergänzend zur regulären Psychotherapie. Coachings müssen Sie in Regel selbst finanzieren. Je nach weiterem Verlauf können Sie auf Hilfsangebote zu einzelnen Problemfeldern (wie Mobbing, siehe S. 152) zurückgreifen.

Depressionen können zu Problemen am Arbeitsplatz führen – und manchmal braucht es anwaltliche Unterstützung. Haben Sie schon eine Rechtsschutzversicherung oder sind Sie über Haushaltsangehörige mitversichert? Umfasst diese Versicherung auch den Arbeitsrechtsschutz? Ist dies nicht der Fall, überlegen Sie, ob Sie sich absichern wollen. Informationen dazu gibt es unter test.de/rechtsschutz versicherung. Achtung: Versicherungen, die über die Gewerkschaft laufen, sind in der Regel nicht so vorteilhaft. Meist hat man keine freie Anwaltswahl und landet im „Massengeschäft". Sie haben nicht die Kraft, sich um eine Rechtsschutzversicherung zu kümmern? Dann scheuen Sie sich nicht, einen Ihnen vertrauten Menschen um Hilfe zu bitten.

Außerdem kann es unter Umständen sinnvoll sein, sich jetzt ein Zwischenzeugnis ausstellen zu lassen, wenn Ihr Arbeitgeber bisher mit Ihnen sehr zufrieden war. Falls es später zu Verschlechterungen des Klimas oder Ihrer Arbeitsqualität kommt, haben Sie einen Nachweis, den Sie notfalls sogar bei Bewerbungen vorlegen könnten (siehe S. 154).

Über die Depression sprechen? Eine schwierige Entscheidung

Eine mächtige Frage belastet bestimmt auch Sie: Wer in der Firma soll von meiner Erkrankung etwas erfahren? Hier lässt sich nichts pauschal empfehlen. Vielleicht hilft manchen Betroffenen diese Internetseite, um Gedanken zu ordnen und Vorgehensweisen zu durchdenken: https://sag-ichs.de/gut-zu-wissen/sag-ichs-oder-sag-ichs-nicht. Und auch dieses Buch kann im Folgenden nur Denkanstöße anbieten, da die Entscheidung von Ihrer persönlichen Situation oder Ihrem beruflichen Umfeld abhängt.

Soll ich nur die Lieblingskollegen informieren, die Chefin aber nicht? Oder doch besser alle gleichzeitig? Vielleicht ist eine Arbeitsunfähigkeitsbescheinigung wegen Rückenschmerzen besser als eine wegen Depression. Der oder die Vorgesetzte bekommt regulär die Diagnose nicht zu sehen. Gleichwohl lässt die Fachrichtung des Arztes Rückschlüsse zu. Doch bitte gut überlegen: Diese Gedanken sind ein rein juristischer Rat. Medizinisch gesehen kann eine Unterstützung etwa durch Kolleginnen und Kollegen, erst recht durch den Chef oder die Chefin äußerst hilfreich sein. Ob das in Ihrem Fall eine gute Idee ist, hängt sehr von Ihrer konkreten (Arbeits-)Situation und der Beziehung zu den Menschen an Ihrem Arbeitsplatz ab. Wenn Sie unsicher sind, sprechen Sie darüber vorher mit einer Vertrauensperson, die Ihre berufliche Situation kennt.

Vor allem die Frage, wie offen man gegenüber seiner Führungskraft sein sollte, lässt sich nicht pauschal beantworten. Klar ist: Wenn ein gutes Verhältnis zu Vorgesetzten besteht, bietet ein offenes Gespräch Unterstützungsmöglichkeiten, die Sie sonst gegebenenfalls nicht bekommen würden. Betroffene können sich dann auch, falls vorhanden, an interne vertrauliche Stellen (betriebliche Sozialberatung) wenden und diese um Rat oder auch Unterstützung bitten.

Im Gespräch mit dem Chef sollten Sie Ihre Worte aber mit Bedacht wählen. Sagen Sie also besser nicht: „Ich kann aus gesundheitlichen Gründen keine Nachtschichten mehr machen." Auf der sicheren Seite wären Sie stattdessen mit dieser Formulierung: „Aus gesundheitlichen Gründen wäre es künftig besser für mich, wenn wir eine Lösung ohne Nachtschichten finden würden. Damit würden wir meine Krankheitszeiten erheblich reduzieren und meine Arbeitsqualität verbessern, sagt meine Ärztin."

In bestimmten Fällen kann eine Offenlegung auch arbeitsrechtlich sinnvoll sein, und zwar dann, wenn in Ihrem Unternehmen nicht mehr als zehn Mitarbeiter beschäftigt sind. In diesem Fall haben Sie keinen allgemeinen Kündigungsschutz. Der Arbeitgeber kann Ihnen kündigen, ohne dass er dafür einen Grund benötigt. Regelmäßig sind diese Kündigungen vor Gericht nur schwer angreifbar. Wenn Sie den Chef ins Boot holen, wird er meist mehr Verständnis zeigen und Sie können das Arbeitsverhältnis vielleicht retten.

Weiterarbeiten oder krankschreiben lassen?

Dass es Betroffene gibt, die ohne Probleme weiterarbeiten können, heißt keinesfalls, dass Sie sich unter großem Leidensdruck zur Arbeit schleppen müssen. Viele Arbeitnehmer tun jedoch genau das, häufig aus Angst vor arbeitsrechtlichen Konsequenzen. Manchmal ist es aber auch das Gefühl, dass einem die Arbeit einen Halt gibt.

NICHT DIE ARBEIT IST SCHULD! Tatsache ist, dass die Arbeit in der Regel nicht die Ursache der Depression ist. Bei einer Depression laufen die Vorgänge im Hirn nicht rund (siehe S. 37). Ein Zuviel an Arbeit kann verstärkend wirken, doch allein die Arbeit zu verändern hilft meist nicht.

Das Problem: Mangelnde Leistungsfähigkeit kann sich negativ auf das Arbeitsverhältnis auswirken. Möglicherweise erleben Kollegen Sie als „zurückziehend" oder „verlangsamt". Wenn sich Probleme anbahnen, sollten Sie sofort professionelle Hilfe in Anspruch nehmen. Insbesondere ein regelmäßiges Coaching zum Umgang mit dem Chef, Kollegen und Kunden kann hilfreich sein.

Vielleicht ist es, je nach persönlicher Situation, in Absprache mit der behandelnden Ärztin und dem behandelnden Arzt besser, sich für längere Zeit aus dem Verkehr zu nehmen und dann gestärkt sowie gesund zurückzukehren. Auch kündigungsrechtlich kann eine krankheitsbedingte Kündigung besser angegriffen werden als beispielsweise eine verhaltensbedingte Kündigung wegen Fehlern bei der Arbeit (siehe S. 163).

Gerade wenn Sie bemerken, dass Ihre Arbeitsleistung abnimmt oder sich das Verhältnis zu Kollegen und Kolleginnen oder zur Chefin oder zum Chef spürbar verschlechtert, sollten Sie sich Unterstützung suchen, etwa bei Ihrer Arbeitnehmervertretung im Betrieb und/oder auch bei Integrationsfachdiensten (IFD). Gut zu wissen: Eine Kündigung wegen häufiger Kurzerkrankungen ist vor dem Arbeitsgericht schwerer anzugreifen als eine wegen einer lang andauernden Erkrankung. Ständige neue, längerfristig erfolglose Arbeitsversuche sind arbeitsrechtlich kontraproduktiv.

Mögliche Problemfelder am Arbeitsplatz

Es gibt Faktoren, die die Arbeit besonders belastend machen. Wenn diese bei Ihnen vorliegen, sollten Sie gegensteuern.

Am Thema Burnout kommt man kaum vorbei, wenn es um psychische Belastungen im Job geht. Doch nicht jeder, der an einer Depression erkrankt ist, hat ein Burnout. Zugleich ist Burnout keine eigenständige Erkrankung, sondern eher ein Risikofaktor für die Entwicklung einer Depression (siehe S. 17). Burnout-Betroffene sind völlig ausgebrannt, sie „können einfach nicht mehr“. Häufig treiben Arbeitnehmende lange Zeit auf diesen Zustand hin. Wenn sie dann gar nicht mehr können, brechen sie zusammen. Lassen Sie es nicht so weit kommen! Ziehen Sie rechtzeitig die Reißleine.

Weit weniger bekannt ist, dass es ein Pendant zum Burnout gibt: das Boreout. Neben der Überlastung kommt auch eine (gezielte) Unterforderung als (mit-)ursächlich für eine psychische Erkrankung in Betracht. In diesem Zusammenhang ist es wichtig zu wissen: Sie haben einen grundgesetzlich garantierten Anspruch gegen den Arbeitgeber auf tatsächliche vertragsgerechte Beschäftigung. Der Anspruch kann notfalls auch vor Gericht geltend gemacht werden. Der Arbeitgeber darf Sie nicht tagelang ohne Arbeit herumsitzen lassen. Häufig sind derartige Verhaltensweisen Teil einer Bossing-Strategie.

Mobbing und Bossing

Weitere mögliche Belastungsfaktoren am Arbeitsplatz sind Mobbing und Bossing. Der Begriff Mobbing ist den meisten geläufig, im Arbeitskontext bedeutet er, dass man von Kolleginnen und Kollegen schikaniert wird. Bei Mobbing sollten Sie frühzeitig agieren, damit dies die Depression nicht verschlimmert. Informieren Sie sich über den Umgang mit Mobbing. Unter ifb.de/wissen/kommunikation/konfliktmanagement/mobbing-landkarte finden Sie eine Übersicht von Beratungsstellen. Suchen Sie sich Verbündete im Unternehmen. Mögliche Ansprechpartner sind außerdem der Vorgesetzte, der Betriebsrat oder die Schwerbehindertenvertretung.

TIPPS FÜRS GESPRÄCH: Beachten Sie aber die Ausführungen zur Offenlegung auf S. 149. Bleiben Sie sachlich und seien Sie vorsichtig mit dem Wort Mobbing. Wollen Sie wirklich in die Opferrolle? Fast immer ist es besser, sich auf die Beschreibung der Handlungen zu beschränken und auf Abhilfe zu drängen.

Eng verwandt mit Mobbing ist das sogenannte Bossing. Bossing ist Mobbing durch den Chef. Dabei müssen Sie unterscheiden: Beim Bossing will der Chef Sie zu etwas drängen, etwa zur Eigenkündigung oder in die Krankheit. Manche Chefs verhalten sich aber auch nur unprofessionell, wollen zum Beispiel Dampf ablassen. Dann kann es helfen, den Chef mit seinen Handlungen zu konfrontieren. Bitten Sie um ein Personalgespräch und beschreiben Sie, was Ihnen nicht gefällt. Verhält sich Ihr Chef oder Ihre Chefin stets narzisstisch, sollten Sie mit Ihrem Coach oder Ihrer Therapeutin darüber sprechen. Solche Vorgesetzten sind schon für gesunde Arbeitnehmende eine Herausforderung, für psychisch Erkrankte sind sie Gift. Ziehen Sie daher eine Kündigung in Erwägung (S. 166).

Wenn sich eine Mobbing- oder Bossing-Situation abzeichnet, sollten Sie von Anfang an Protokoll führen. Sie benötigen das Protokoll in jedem Fall, wenn Sie später Ansprüche geltend machen wollen. Aber auch wenn der Arbeitgeber gegen Sie vorgeht, kann das Protokoll ein wichtiges Hilfsmittel im Kampf gegen eine Kündigung beziehungsweise um eine möglichst hohe Abfindung sein. Tragen Sie sämtliche Handlungen ein, die Sie als Mobbing oder Bossing empfunden haben. Beschreiben Sie die Handlung so genau wie möglich und benennen Sie Datum, Uhrzeit, Ort der Handlung und eventuelle Zeugen oder sonstige Beweismittel (etwa Schreiben, E-Mails und mehr). Zeugen sollten mit vollständigem Namen und Anschrift aufgeführt werden. Tragen Sie mündliche Äußerungen möglichst wortwörtlich in das Protokoll ein oder vermerken Sie sie, soweit die Wiedergabe sinngemäß erfolgt. Erfolgte das Mobbing schriftlich, sollten die jeweiligen Inhalte der Schreiben im Mobbingprotokoll aufgeführt und die Schreiben oder die E-Mails als Anlage dem Protokoll beigefügt werden. Auch Abhilfemaßnahmen (etwa ein Gespräch mit dem Vorgesetzten oder dem Betriebsrat) sollten aufgenommen und hinsichtlich des Inhalts und des Ablaufs genau geschildert werden. Notieren Sie auch, wann Sie wegen des Mobbings krankgeschrieben worden sind, wie lange die Erkrankung jeweils dauerte und welche Symptome vorlagen. Vermerken Sie Namen und Anschrift des behandelnden Arztes.

Ihre Rechte und Ansprüche

Als Arbeitnehmer haben Sie umfangreiche Rechte, die Sie schützen. Zugleich sollten Sie aber auch die Fallstricke kennen.

Zunächst einmal sollten Sie wissen, dass Ihr Arbeitgeber Pflichten hat. Dazu zählt natürlich zunächst einmal die Zahlung des Arbeitsentgelts – Ihr Gehalt. Daneben gibt es aber auch sogenannte Nebenpflichten. Einige davon sind in Ihrer Situation, also im Falle einer psychischen Erkrankung wie einer Depression, besonders wichtig, weil Sie daran eventuell Forderungen an Ihren Arbeitgeber knüpfen können.

Dazu gehört die Fürsorgepflicht des Arbeitgebers. Der Arbeitgeber hat die psychische Gesundheit des Arbeitnehmers zu schützen. In diesem Zusammenhang darf er dem Arbeitnehmer keine Arbeiten zuweisen, die dessen psychische Gesundheit beeinträchtigen. Er muss die Arbeitsbedingungen entsprechend gestalten. Einschüchterungen, Anfeindungen, Erniedrigungen und Entschuldigungen sind ebenso tabu wie die Schaffung oder Erhaltung eines Umfeldes, in dem solche Verhaltensweisen geduldet oder gefördert werden.

Gemäß § 5 Abs. 3 Nr. 6 Arbeitsschutzgesetz (ArbSchG) ist der Arbeitgeber verpflichtet, die psychischen Belastungen bei der Arbeit im Rahmen einer Gefährdungsbeurteilung zu ermitteln. Im zweiten Schritt muss geprüft werden, welche Maßnahmen des Arbeitsschutzes erforderlich sind. Psychische Belastungen sind alle Einflüsse, die von außen durch die Arbeitstätigkeit oder die Arbeitsumgebung auf den Arbeitnehmer einwirken und sein Denken, Fühlen und Verhalten beeinflussen. Umfasst sind positive und negative Wirkungen. Maßgebliche Bereiche sind die Arbeitsaufgabe, die Arbeitsorganisation (zum Beispiel Arbeitszeiten, Hierarchie), soziale Beziehungen (Mitarbeiterkontakte, Kundenkontakte, Qualität der Führung) und die Arbeitsumgebung (etwa Lärm, Licht, Temperatur). Der Arbeitgeber ist verpflichtet, alle psychischen Belastungen zu untersuchen. Das kann im Rahmen einer Gesamtgefährdungsbeurteilung erfolgen. Geeignete Methoden zur Erfassung sind Checklisten, Fragebögen, Workshops oder Beobachtung. Es ist, wie bereits erwähnt, die Pflicht des Arbeitgebers, diese Gesamtgefährdungsbeurteilung zu erstellen. Viele Arbeitgeber ignorieren diese Vorgaben. Das geschieht teilweise vorsätzlich, teilweise aus Unkenntnis. Überlegen Sie, ob es sinnvoll ist, den Arbeitgeber auf die Vorgaben hinzuweisen. Soweit vorhanden können das auch der Betriebsrat oder die Schwerbehindertenvertretung übernehmen.

Das Arbeitszeugnis

Hinweise auf Erkrankungen haben in Arbeitszeugnissen nichts zu suchen. Wenn Sie sich im Rahmen eines Kündigungsschutzprozesses oder im Zuge von Aufhebungsverhandlungen mit dem Arbeitgeber einigen, sollten Sie bereits den Text des Arbeitszeugnisses oder zumindest die Note Sehr gut vereinbaren. Eine brauchbare Zeugnisnote einzuklagen ist ohne Zwischenzeugnis (siehe S. 148) fast unmöglich. Nach einer absurden Rechtsprechung des Bundesarbeitsgerichts müssen Arbeitnehmer, die ein Zeugnis besser als Note Drei haben wollen, beweisen, dass sie besser waren. Das kann man in der Regel nicht. Ein Zeugnis mit der Note Drei können Sie auf dem Arbeitsmarkt nicht verwenden. Hier gilt: besser kein Zeugnis als ein Zeugnis mit der Note Drei oder schlechter.

GRENZEN SETZEN IM JOB

Was macht Ihren Arbeitsalltag so anstrengend? Belastende Umstände müssen Sie nicht einfach hinnehmen, vieles lässt sich ändern.

- Permanente Erreichbarkeit? Handys und Internet haben dazu geführt, dass Arbeitnehmer auch außerhalb der Arbeitszeit permanent erreichbar sind. Doch der Arbeitgeber hat in der Regel keinen Anspruch darauf, dass Sie dienstliche Nachrichten außerhalb der Arbeitszeit zur Kenntnis nehmen. Läuft es bei Ihnen anders, wäre dies ein Umstand, der zum Beispiel in einer Überlastungsanzeige (siehe S. 156) mitgeteilt werden sollte.

- Arbeiten im Homeoffice: Vielleicht gehören Sie zu denjenigen, die sich darüber freuen, dass Sie von zu Hause arbeiten können. Doch die Trennung zwischen Beruf und Freizeit ist hier viel schwieriger. Machen Sie daher auch zu Hause regelmäßig Pausen und ganz bewusst auch Feierabend – der Rechner bleibt dann aus bis zum nächsten Morgen!

- Besser kein Homeoffice? Viele unterschätzen die Schwierigkeiten, die mit dem Homeoffice einhergehen können. Fragen Sie sich ehrlich: Ist Homeoffice vielleicht nichts für Sie? In der Regel können Sie vom Arbeitgeber eine Einschränkung oder Beendigung des Homeoffice verlangen. Zumindest sollten Sie eine klare Begrenzung der Arbeitszeit mit dem Arbeitgeber vereinbaren und konsequent umsetzen.

- Herausforderung Schichtarbeit: Schicht- und insbesondere auch Nachtarbeit führen zu einer enormen Belastung. Der Arbeitgeber darf grundsätzlich im Rahmen seines Direktionsrechts die Arbeitszeiten festlegen. Dabei muss er auf die berechtigten Interessen des Arbeitnehmers Rücksicht nehmen. Hier empfiehlt es sich, im Gespräch mit dem Vorgesetzten und/oder dem Betriebsrat eine einvernehmliche Lösung zu suchen. Vielleicht lässt sich ein Grund für die Vermeidung der Schichtarbeit finden (etwa Kinderbetreuung, Pflege), der nicht eine Offenbarung Ihrer Erkrankung erfordert.

- Wann war Ihr letzter richtiger Urlaub? Im Urlaub sind Sie weder verpflichtet zu arbeiten noch für den Arbeitgeber erreichbar zu sein! Der Arbeitgeber muss Ihnen Gelegenheit geben, Ihren Urlaub zu nehmen. Stellen Sie rechtzeitig einen Antrag. Urlaub verfällt nur dann, wenn der Arbeitgeber auf den offenen Urlaub hingewiesen und Ihnen Gelegenheit gegeben hat, diesen zu nehmen. Ist dies nicht geschehen, können Sie Urlaub auch noch Jahre später (sogar aus beendeten Arbeitsverhältnissen) geltend machen. Sind bei Ende des Arbeitsverhältnisses noch Urlaubstage offen, sind diese finanziell abzugelten.

Die Überlastungsanzeige

Psychische Erkrankungen gehen häufig mit einem wachsenden Leistungsdruck einher. Es kann sinnvoll sein, in diesem Fall eine Überlastungsanzeige zu stellen. Es empfiehlt sich, in der Überlastungsanzeige ausschließlich auf die betrieblichen Gründe für die Situation aufmerksam zu machen. Zur persönlichen Situation, insbesondere zur Frage der Gesundheit, sollten keine Ausführungen gemacht werden. Eine besondere Form gibt es hier nicht. Schildern Sie einfach die Umstände (anhaltende Vertretungssituation, Personalmangel, Lärmbelästigung am Arbeitsplatz usw.), die zur Überlastung führen oder diese begünstigen. Falls möglich, sollten Sie konkrete Vorschläge zur Abhilfe machen.

Arbeitszeit und -bedingungen anpassen

Vereinbarungen mit dem Arbeitgeber über Änderungen von Arbeitsalltag, -umfang und -bedingungen können Sie grundsätzlich völlig frei schließen. Vor einem formalen Antrag empfiehlt sich in der Regel für beide Seiten das Gespräch. Im Rahmen einer Vereinbarung können wechselseitige Interessen zwischen Chef und Arbeitnehmer am besten ausgeglichen werden. Bevor Sie eine Vereinbarung unterzeichnen, sollten Sie sich unbedingt über die Folgen im Klaren sein. Erfahren Sie im Folgenden etwas über Rechte, die Sie unter Umständen auch gegen den Willen des Arbeitgebers durchsetzen können.

Wenn Sie dauerhaft die volle Arbeitsleistung nicht erbringen können, sollte ein Antrag auf Teilzeit überlegt werden. Der Vorteil: Sie müssen Ihre Erkrankung im Zusammenhang mit dem Antrag nicht offenlegen. Anspruch auf Teilzeit haben Arbeitnehmer, wenn das Arbeitsverhältnis länger als sechs Monate besteht und der Arbeitgeber mehr als 15 Mitarbeiter beschäftigt. Überlegen Sie zuerst, wie sich die verminderte Arbeitszeit auf Ihre Vergütung auswirkt. Kommen Sie dauerhaft mit weniger Geld aus?

Einen Teilzeitantrag müssen Sie unbedingt mindestens drei Monate vor dem geplanten Beginn stellen. Zudem müssen Sie angeben, wie viele Stunden Sie künftig arbeiten möchten und wie sich diese über die Woche verteilen sollen. Wenn der Arbeitgeber den

Antrag nicht spätestens einen Monat vor dem geplanten Beginn ablehnt, verringert sich die Arbeitszeit automatisch. Der Arbeitgeber darf den Antrag nur ablehnen, wenn die Verringerung der Arbeitszeit die Organisation, den Arbeitsablauf oder die Sicherheit im Betrieb wesentlich beeinträchtigen oder unverhältnismäßig hohe Kosten verursachen würde.

Eine besonders interessante Option kann die sogenannte Brückenteilzeit sein. Dabei wird das Arbeitsverhältnis nach Ablauf eines bestimmten Zeitraums zu den alten Konditionen fortgesetzt. Brückenteilzeit kommt nur bei Arbeitgebern mit mehr als 45 Arbeitnehmern in Betracht. Sie müssen im Antrag zusätzlich angeben, wie lange Sie in Teilzeit gehen wollen. Der zulässige Zeitraum reicht von mindestens einem Jahr bis maximal fünf Jahren. Der Arbeitgeber darf den Antrag ablehnen, wenn betriebliche Gründe entgegenstehen oder schon zu viele andere Mitarbeiter in Brückenteilzeit sind.

Krankheit und Arbeitsunfähigkeit

Arbeitsrechtlich relevant wird Ihre Krankheit immer erst dann, wenn sie zur Arbeitsunfähigkeit führt. Der Arzt bestätigt die Arbeitsunfähigkeit mit der sogenannten Arbeitsunfähigkeitsbescheinigung. Gerade bei psychischen Erkrankungen ist Arbeitsunfähigkeit nicht zwingend. Häufig kann Arbeit sogar gesundheitsfördernd sein (siehe S. 96). Die Arbeitsunfähigkeitsbescheinigung begründet auch kein Arbeitsverbot. Wer krank arbeitet, ist auch versichert.

KRANK ODER ARBEITSUNFÄHIG? Krankheit ist jeder regelwidrige körperliche oder geistige Zustand. Arbeitsunfähigkeit besteht infolge einer Krankheit nur dann, wenn der Arbeitnehmer aufgrund der Erkrankung nicht in der Lage ist, seine arbeitsvertraglichen Verpflichtungen zu erfüllen oder die Erfüllung absehbar mit einer weiteren Gefährdung der Gesundheit verbunden wäre.

Sind Sie, wie es umgangssprachlich heißt, „krankgeschrieben“, also arbeitsunfähig, dürfen Sie alles tun, was Ihren Heilungsverlauf nicht gefährdet oder negativ beeinträchtigt. Gerade bei psychischen Erkrankungen können bestimmte Tätigkeiten, bei denen man „unter Menschen geht“, optimal für den Heilungsprozess sein. Es kann auch sein, dass man zwar arbeitsunfähig im Hinblick auf seine Haupttätigkeit ist, eventuelle (zulässige) Nebentätigkeiten aber weiter verrichten kann. Aber Vorsicht: Arbeitgeber haben in der Regel kein Verständnis, wenn man während der Arbeitsunfähigkeit auf große Reisen geht oder einer Nebentätigkeit nachgeht. Ärger ist vorprogrammiert.

Sind Sie erkrankt, müssen Sie den Arbeitgeber sofort unterrichten. Das sollte auf den beim Arbeitgeber vorgesehenen Wegen geschehen, etwa telefonisch oder per E-Mail. Sie sind nicht verpflichtet mitzuteilen, welche Erkrankungen Sie haben. Dauert die Erkrankung länger als drei Tage, muss man zum Arzt. Schauen Sie in einen gegebenenfalls anwendbaren Tarifvertrag oder Ihren Arbeitsvertrag, ob hier schon ab dem ersten Tag eine ärztliche Untersuchung gefordert ist. Bei gesetzlich Krankenversicherten meldet der Arzt die Arbeitsunfähigkeit an die Kasse. Dort kann der Arbeitgeber die Informationen abrufen. Lassen Sie sich vom Arzt stets zu Beweiszwecken eine Arbeitsunfähigkeitsbescheinigung ausstellen und heben Sie diese auf. Privat Krankenversicherte müssen diese Bescheinigung selbst an den Arbeitgeber weiterleiten. Die Weiterleitung sollte man beweisen können.

Finanziell sind Sie während Ihrer Erkrankung durch die sogenannte Entgeltfortzahlung und das Krankengeld abgesichert. Entgeltfortzahlung bedeutet, dass der Arbeitgeber das Gehalt bis zu sechs Wochen weiterzahlt. Sind Sie gesetzlich krankenversichert, erhalten Sie nach Ablauf der Frist Krankengeld. Dies beträgt in der Regel 70 Prozent des durchschnittlichen Bruttogehalts.

Hilfen für den Wiedereinstieg

Nach längerer Erkrankung ermöglicht das Hamburger Modell einen stufenweisen Wiedereinstieg in die Arbeit. Während dieser Zeit erhält man weiter Krankengeld. Dieses Modell hat sich bei psychischen Erkrankungen besonders bewährt. Arbeitszeiten und Leistungsanforderungen während der Wiedereingliederung werden zwischen Arbeitgeber und Arbeitnehmer mit Unterstützung von behandelnden Ärzten, Betriebsarzt, Psychologen oder Psychotherapeuten vereinbart. Die Vereinbarungen sollten flexibel gehalten werden, da der Heilungsverlauf bei psychischen Erkrankungen selten linear ist. Unerwartete Rückschläge müssen eingeplant werden.

Machen Sie sich auch klar: Ohne die Beseitigung möglicher Probleme am Arbeitsplatz kann das Modell kaum erfolgreich sein. Wer am Arbeitsplatz krank geworden ist, wird am unveränderten Arbeitsplatz selten gesund. Versuchen Sie vor einer Wiedereingliederung diese Umstände so genau wie möglich abzuklären.

NICHT OHNE RISIKO: Stellen Sie sicher, dass Ihr Arbeitgeber die Wiedereingliederung nicht nur nutzt, um Sie später besser loszuwerden. Er bekommt Informationen, die er im Rahmen einer krankheitsbedingten Kündigung gegen Sie verwenden kann. Leider gibt es Arbeitgeber, die per Modell beweisen wollen, dass der Arbeitnehmer gerade nicht in der Lage ist, seine arbeitsvertraglichen Verpflichtungen zu erfüllen.

Eine weitere Unterstützung beim Wiedereinstieg ist das Betriebliches Eingliederungsmanagement (BEM). Nach § 167 Abs. 2 SGB IX n. F. (§ 84 Abs. 2 SGB IX a.F.) muss der Arbeitgeber dem Arbeitnehmer bei einer Arbeitsunfähigkeit von mehr als sechs Wochen innerhalb eines Jahres ein BEM anbieten. Wenn Sie eine Einladung zu einem BEM-Gespräch bekommen, müssen Sie nicht in Panik verfallen. Es kann sein, dass der Arbeitgeber einfach nur seinen gesetzlichen Verpflichtungen nachkommen will. Möglicherweise will er aber auch eine Kündigung vorbereiten. Halten Sie sich einfach an die Grundregel: Verweigern Sie niemals ein BEM. Die meisten krankheitsbedingten Kündigungen scheitern daran, dass der Arbeitgeber kein (ordnungsgemäßes) BEM durchgeführt hat. Wenn Sie auf ein BEM verzichten, stellt sich vor Gericht die Frage nicht mehr, ob dieses ordnungsgemäß war. Dann verlieren Sie womöglich die Chance auf eine hohe Abfindung. Wenn Sie sich für ein BEM nicht in der Lage fühlen oder wenn Sie einfach Zeit gewinnen wollen, erklären Sie dem Arbeitgeber, dass Sie gern ein BEM durchführen wollen, aber momentan aus gesundheitlichen Gründen dazu nicht in der Lage sind. Sollte das BEM unausweichlich werden, ist vorab eine anwaltliche Beratung empfehlenswert. Sollten Sie diesem Rat nicht folgen wollen: Gehen Sie hin und schildern Sie dort ausschließlich die Bedingungen am Arbeitsplatz, die für Ihren Krankheitszustand (mit) verantwortlich sind. Äußern Sie sich nicht zu Ihrer Krankheit selbst, nicht zu den Symptomen und den Ursachen. Wenn der Arbeitgeber etwas fragt, von dem Sie nicht sicher sind, ob Sie es beantworten sollten, sagen Sie nur: „Dazu möchte ich nichts sagen."

Schwerbehinderung

Gemäß § 2 Abs. 3 SGB IX liegt eine Schwerbehinderung ab einem Grad der Behinderung (GdB) von mindestens 50 vor. Ab einem GdB von 30 kommt eine Gleichstellung in Betracht. Grundsätzlich können auch psychische Erkrankungen zu einer Schwerbehinderung führen. Oft begleiten psychische Erkrankungen auch eine Schwerbehinderung aus anderen Gründen. In all diesen Fällen sind Sie als Arbeitnehmer im Arbeitsverhältnis besonders geschützt. Das beginnt bereits im Bewerbungsverfahren. Fragen nach einer Behinderung sind nur zulässig, wenn der Arbeitgeber ein nachweisbares Interesse an ihrer Beantwortung hat. Bei psychischen Erkrankungen ist dies in der Regel nicht der Fall. Ausnahmsweise können solche Fragen in bestimmten Berufsgruppen etwa bei einer sehr starken Verantwortung für Dritte (zum Beispiel Piloten) zulässig sein. Für Ansprüche nach dem Allgemeinen Gleichbehandlungsgesetz (AGG) genügt es bereits, wenn der Arbeitgeber Indizien für eine Benachteiligung setzt. Das kann schon die (unberechtigte) Frage nach einer Schwerbehinderung sein. Schwerbehinderte und gleichgestellte Menschen sind vor Kündigung besonders geschützt. Hier benötigt der Arbeitgeber die behördliche Zustimmung. Diese wird nur erteilt, soweit eine Benachteiligung wegen der Schwerbehinderung ausgeschlossen ist.

Ansprüche gegen den Arbeitgeber

Bestimmte Ansprüche können Sie notfalls gerichtlich gegen den Arbeitgeber geltend machen. In der Praxis führt dies häufig dazu, dass das Arbeitsverhältnis (gegen eine entsprechende Abfindung) beendet wird. Wer genau das will, kann seine Ansprüche durchsetzen. Wer nicht, muss vorsichtig bleiben.

Wenn der Arbeitgeber seine Pflichten verletzt, insbesondere in Mobbing- und Bossing-Situationen, haben Sie grundsätzlich Ansprüche gegen ihn. Diese können auf vertragsgerechte Beschäftigung, einen leidensgerechten Arbeitsplatz, Unterlassung bestimmter Handlungen, Versetzung von bestimmten Arbeitsplätzen, Schadensersatz, Schmerzensgeld und so weiter gerichtet sein. Allgemein sind solche Ansprüche schwer durchzusetzen. Wesentlich effektiver ist es, diese Ansprüche im Rahmen einer Beendigungssituation über den Umweg einer Abfindung durchzusetzen (siehe S. 152).

Wurde Ihre Depression durch die Arbeit oder den Arbeitgeber ausgelöst oder maßgeblich beeinflusst, kommen grundsätzlich Ansprüche in Betracht. Allerdings fällt es häufig schwer, dies zu beweisen. Handelt es sich um Fälle von Mobbing oder Bossing, sollten Sie Protokoll führen (siehe S. 152). Bei Depressionen ist eine (Mit-)Verursachung durch die Arbeit nur schwer nachweisbar. Anders ist es, wenn ein konkretes schwerwiegendes Ereignis Auslöser der Depression war. Typisch sind hier Fälle von posttraumatischen Belastungsstörungen (PTBS, siehe S. 35). Entscheidend ist, dass das auslösende Ereignis während oder im Zusammenhang mit der Arbeit passiert ist. Wer etwa als Rettungssanitäter Zeuge eines besonders schweren Unfalls wird, kann den Zusammenhang jedenfalls dann, wenn eine zeitnahe Diagnose erfolgt, gut beweisen. Wenn bei der Arbeit ein Ereignis passiert, dass eine PTBS auslösen könnte, sollten Sie sich vorsorglich in Behandlung begeben und eine Diagnose zeitnah erstellen lassen. Bei Berufen, die solche Gefahren regelmäßig mit sich bringen, finden häufig vom Arbeitgeber veranlasste Behandlungen statt. Tritt hingegen in anderen Berufen ein solcher Fall ein (zum Beispiel als Ersthelfer bei schwerem Unfall eines Kollegen), sind oft alle Beteiligten hilflos. Gerade hier ist eine vorsorgliche Behandlung und zeitnahe Diagnose besonders wichtig für eine Beweissicherung.

Wenn sich die Wege trennen

Manche Betroffene möchten eine drohende Kündigung abwenden. Andere wünschen sich selbst einen beruflichen Neuanfang.

Tatsache ist, dass eine Erkrankung wie eine Depression in vielen Fällen eine Zäsur im Leben darstellt, weil ein Arbeitsverhältnis endet. Viele damit verbundene Entscheidungen hängen davon ab, wie gut Ihr Kündigungsschutz ist. Am schlechtesten sind Sie in einem Kleinbetrieb geschützt. Nur wenn Ihr Arbeitgeber regelmäßig mehr als zehn Arbeitnehmer beschäftigt und Ihr Arbeitsverhältnis länger als ein halbes Jahr dauert, haben Sie allgemeinen Kündigungsschutz. Allgemeiner Kündigungsschutz bedeutet, dass der Arbeitgeber nur mit einem Grund kündigen kann. Kündigungsgründe sind verhaltensbedingte Gründe (etwa Beleidigung, Betrug zulasten des Arbeitgebers), personenbedingte Gründe (zum Beispiel Krankheit, permanente Schlechtleistung) oder betriebsbedingte Kündigungsgründe (etwa Verkleinerung der Abteilung).

1 **BETRIEBSBEDINGTE KÜNDIGUNG.** Man könnte meinen, dass im Zusammenhang mit psychischen Erkrankungen nur verhaltensbedingte oder personenbedingte Kündigungen eine Rolle spielen. Das ist leider nicht der Fall. Soweit die Voraussetzungen für diese Kündigungen nicht erfüllt sind, der Arbeitgeber Sie aber trotzdem wegen Ihrer Erkrankung loswerden möchte, greift er auch gern zur betriebsbedingten Kündigung und behauptet etwa, dass man sich verkleinern möchte.

2 **KRANKHEITSBEDINGTE KÜNDIGUNG.** Mit einer krankheitsbedingten Kündigung müssen Sie rechnen, wenn Sie in den letzten drei Jahren jährlich mindestens sechs Wochen krank waren oder wenn Sie häufiger Kurzzeiterkrankungen hatten. Wenn der Arbeitgeber vorher kein BEM versucht hat (mehr dazu auf S. 159), ist die Kündigung allein deswegen unwirksam. Überprüft wird die Kündigung aber nur dann, wenn Sie innerhalb von drei Wochen Kündigungsschutzklage beim zuständigen Arbeitsgericht einreichen. Im Falle einer Kündigung sollten Sie am Tag des Zugangs versuchen, einen Telefontermin bei einem Anwalt, der auf Kündigungsschutz spezialisiert ist, zu bekommen. Es laufen wichtige Fristen. Die Zurückweisung einer Kündigung kann zum Beispiel nur innerhalb weniger Tage erfolgen. Die meisten Kündigungsschutzprozesse enden mit der Zahlung einer Abfindung. Wie hoch diese ist, hängt aber davon ab, ob Sie sich professionell verhalten. Gerade die krankheitsbedingte Kündigung kann sehr gut angegriffen werden. Neben den bereits geschilderten Voraussetzungen (die häufig gar nicht vorliegen) bedarf es außerdem noch einer negativen Prognose im Hinblick auf Ihren Gesundheitszustand. Insbesondere bei psychischen Erkrankungen kann diese Prognose regelmäßig durch ein ärztliches Zeugnis oder Gutachten zerstört werden. Der Arbeitgeber hat dann die Möglichkeit, eine Abfindung zu zahlen und das Arbeitsverhältnis zu beenden oder Sie weiter zu beschäftigen und die fehlende Vergütung nachzuzahlen.

3 VERHALTENSBEDINGTE KÜNDIGUNG. Die verhaltensbedingte Kündigung ist schon deutlich gefährlicher. Leider kommt es gerade bei Menschen, die psychisch stark belastet sind, schnell vor, dass sie die Nerven verlieren. Einige Chefs nutzen das, provozieren und erreichen zum Beispiel, dass der Arbeitnehmer sie unter Zeugen beleidigt. Das stellt einen Grund für eine fristlose Kündigung ohne vorherige Abmahnung dar. Auch schwerwiegende Fehler bei der Arbeit können nach vorheriger (wirksamer) Abmahnung (siehe S. 164) einen Kündigungsgrund darstellen. Das gilt besonders dann, wenn sie mit hohen Schäden für den Arbeitgeber einhergehen. Deshalb gilt der Grundsatz: Wenn Sie merken, dass Ihnen die Fähigkeiten oder die Nerven für die Arbeit fehlen, ist es besser, für eine Zeit in der Arbeitsunfähigkeit „zu verschwinden". Eine fristlose verhaltensbedingte Kündigung hat in der Regel sehr unangenehme Konsequenzen. Sie bekommen ab sofort kein Geld mehr, eine Sperrzeit beim Bezug von Arbeitslosengeld und möglicherweise noch eine Strafanzeige. Der Weg zum Anwalt ist unumgänglich. Sollten Sie wegen Fehlverhaltens eine Anhörung durch den Arbeitgeber erhalten, sollten Sie sich ebenfalls sofort beim Anwalt melden. Der Arbeitgeber bereitet hier nämlich schon die Kündigung vor. Das Gleiche gilt, wenn Sie vom Betriebsrat die Information bekommen, dass er den Arbeitgeber zu einer Kündigung angehört hat.

Sonderkündigungsschutz

Neben dem zuvor beschriebenen allgemeinen Kündigungsschutz gibt es den besonderen Kündigungsschutz für bestimmte Situationen oder Zustände des Arbeitnehmers. Diesen haben zum Beispiel Schwangere, Arbeitnehmer in Elternzeit, Betriebsräte, Datenschutzbeauftragte und schwerbehinderte Menschen.

Manchen Sonderkündigungsschutz kann man „künstlich" herbeiführen, etwa indem man sich in den Betriebsrat wählen lässt. Auch die Funktion des Datenschutzbeauftragten ist in vielen Unternehmen nicht sehr beliebt. Der Arbeitgeber freut sich vielleicht, wenn Sie diese Aufgabe übernehmen.

Wenn Sie derzeit nicht schwerbehindert sind, prüfen Sie, ob ein Antrag erfolgversprechend ist. Im Zweifel stellen Sie diesen Antrag. Die Adressen der zuständigen Stellen in Ihrem Bundesland finden

Sie im Internet. Ab einem GdB von 50 sind Sie gegenüber dem Arbeitgeber besonders geschützt und können Rechte geltend machen (siehe S. 160). Für einen effektiven Kündigungsschutz reicht ein GdB von 30. In diesem Fall müssen Sie aber einen sogenannten Ausgleichsantrag bei der Bundesagentur für Arbeit stellen. Sie werden dann im Hinblick auf eine Kündigung wie ein schwerbehinderter Arbeitnehmer behandelt.

Umgang mit Abmahnungen

Eine Abmahnung erkennen Sie immer daran, dass ein Fehlverhalten gerügt wurde und gleichzeitig bei Wiederholung eine Kündigung in Aussicht gestellt wird. Einer Abmahnung des Arbeitgebers können zwei Beweggründe zugrunde liegen: Die Chefin will Ihnen einen Denkzettel verpassen oder sie möchte eine verhaltensbedingte Kündigung vorbereiten. Sind die Kündigungsgründe nicht besonders gravierend, benötigt der Arbeitgeber regelmäßig eine oder mehrere vorherige Abmahnungen.

Eine Abmahnung sollten Sie daher in keinem Fall auf die leichte Schulter nehmen. Es gibt verschiedene Reaktionsmöglichkeiten: Die Abmahnung ist offensichtlich unwirksam. In diesem Fall kann man sie ignorieren. Das geht jedenfalls dann, wenn durch die Abmahnung in der Personalakte nicht der innerbetriebliche Aufstieg gefährdet ist. Alternativ kann man eine Gegendarstellung fertigen oder (notfalls gerichtlich) die Entfernung der Abmahnung verlangen. Gerade wenn man das Arbeitsverhältnis gegen Zahlung einer Abfindung beenden möchte, empfiehlt sich in solchen Fällen die Klage (S. 160). Ist die Abmahnung wirksam, sollte sie allenfalls mit einer Gegendarstellung angegriffen werden. Diese muss der Arbeitgeber dann zur Personalakte nehmen.

Von einer Abmahnung zu unterscheiden ist eine bloße Ermahnung oder ein Hinweis auf einen Fehler. Enthält eine derartige Rüge des Arbeitgebers keine Kündigungsdrohung, dann dient sie in der Regel nur dazu, Sie auf Ihre arbeitsvertraglichen Pflichten hinzuweisen. Sie sollen bei einer späteren Abmahnung oder Kündigung nicht sagen können: „Davon habe ich ja gar nichts gewusst." Soweit die Vorgaben korrekt sind, sollten Sie sich in der Folgezeit besonders sorgfältig daran halten, damit Sie dem Arbeitgeber nicht die Steilvorlage für eine Abmahnung beziehungsweise Kündigung liefern.

Was tun bei einer Kündigung?

Wenn Sie eine Kündigung erhalten, gibt es keinen wichtigeren Schritt als den Anruf bei einem Anwalt. Wählen Sie einen auf Kündigungsschutz spezialisierten Fachanwalt für Arbeitsrecht. Versuchen Sie, so schnell wie möglich ein Gespräch mit dem Anwalt zu führen, möglichst noch am selben Tag. Für die Kündigungsschutzklage hat man zwar drei Wochen Zeit, andere (zusätzliche) Maßnahmen, wie zum Beispiel die Zurückweisung der Kündigung, müssen innerhalb weniger Tage geschehen.

UNKLARE BEGRÜNDUNG DER KÜNDIGUNG: Regelmäßig begründet der Arbeitgeber die Kündigung nicht, er muss es auch nicht. Auch diese Kündigungen müssen innerhalb der oben geschilderten Fristen angegriffen werden.

Viele Anwälte bieten kostenlose telefonische Erstgespräche an. Meiden Sie Anwälte, die von der Rechtsschutzversicherung empfohlen werden. Die Rechtsschutzversicherung hat das Interesse, die Kosten möglichst niedrig zu halten. Dagegen ist Ihr Interesse eine effiziente, bestmögliche Vertretung. Das ist nicht immer die billigste Variante.

Angebot eines Aufhebungsvertrags

Viele Arbeitgeber scheuen eine Kündigung, weil sie die Kündigungsschutzklage des Arbeitnehmers (zu Recht) fürchten. Sie versuchen vom Arbeitnehmer die Unterschrift unter einen Aufhebungs- oder Abwicklungsvertrag zu bekommen. Seriöse Angebote haben Zeit! Lassen Sie sich nicht zu einer spontanen Unterschrift hinreißen. Verlangen Sie den Vertrag als Entwurf und besprechen Sie diesen mit einem Anwalt oder einer Anwältin. Warum sollte der Arbeitgeber Ihnen bereits das bestmögliche Angebot machen? Er möchte einen günstigen Deal. Wenn der aber für ihn günstig ist, wie kann er dann auch für Sie günstig sein? Bei einer Unterschrift müssen Sie mit einer Sperrzeit durch die Bundesagentur für Arbeit und bei Nichteinhaltung der Kündigungsfrist auch noch mit einer Anrechnung der Abfindung auf das Arbeitslosengeld rechnen. Wenn Sie die Aufhebungsvereinbarung unterschrieben haben und der Arbeitgeber Ihnen dabei falsche Information gegeben oder Sie mit negativen Konsequenzen bedroht hat, kommt eine Anfechtung der Aufhebungsvereinbarung in Betracht. Lassen Sie sich dann sofort anwaltlich beraten. Besser ist jedoch, Sie haben nicht unterschrieben. Der Arbeitgeber hat keinen Anspruch auf eine Unterschrift. Es gilt die Grundregel: Je dringender der Arbeitgeber eine Unterschrift erreichen will, umso mehr fürchtet er sich vor einer Kündigungsschutzklage. Je mehr er sich davor fürchtet, umso sinnvoller ist die Klage.

Wenn Sie selbst kündigen wollen

Ob auf ärztlichen Rat oder weil Sie selbst keine Perspektive sehen: Häufig ist eine Beendigung des Arbeitsverhältnisses der beste Weg. Das erreicht man jederzeit durch eine Eigenkündigung. Dafür muss die ordentliche Kündigungsfrist eingehalten werden. Das ist in der Regel kein Problem, soweit man sowieso arbeitsunfähig krankgeschrieben ist. Durch eine Eigenkündigung verliert man jedoch den Job ohne Gegenleistung. Vor allem wer Kündigungsschutz (ab S. 161) hat, verzichtet damit auf viel Geld. Zudem drohen Nachteile beim Bezug von Arbeitslosengeld. Insbesondere wenn der Arbeitgeber seinerseits gegen den Arbeitsvertrag verstößt (Mobbing, Kündigung, Abmahnung, Datenschutz, Arbeitsschutz usw.), empfiehlt es sich, zunächst die eigenen Ansprüche geltend zu machen. Wenn man hier professionell vorgeht, wird man relativ schnell ein Beendigungsangebot vom Arbeitgeber mit lukrativen Konditionen (etwa Abfindung, bezahlte Freistellung, sehr gutes Zeugnis) bekommen. In der Regel ist ein solches Vorgehen nur mit Betreuung durch einen auf Kündigungsschutz spezialisierten Fachanwalt für Arbeitsrecht effektiv. Arbeitgeber wollen Arbeitnehmer mit psychischen Erkrankungen oft loswerden. Das führt zu deutlich verbesserten Angeboten.

Eine neue Stelle finden

Wenn Sie zurückliegend bereits mit psychischen Erkrankungen zu tun hatten, sollten Sie bei der Auswahl Ihres Jobs darauf Wert legen, dass es keine Schichtarbeit ist. Bei der Wahl Ihres Arbeitgebers sollten Sie sich besonders gut über die Bedingungen informieren.

Ein rücksichtsvoller Arbeitgeber ist für Sie mehr wert als das höchstmögliche Gehalt. Vorteilhaft ist es, wenn das Unternehmen einen Betriebsrat und eine Schwerbehindertenvertretung hat. Allgemein gilt: Je größer das Unternehmen, umso besser Ihr faktischer Schutz vor Kündigung. Bewerben Sie sich nur auf Stellen, die Sie unter Berücksichtigung Ihrer Erkrankung gut ausfüllen können. Gegebenenfalls sollten Sie über Umschulung oder Weiterbildung nachdenken.

FRAGEN IM BEWERBUNGSGESPRÄCH: Allein die Frage nach einer psychischen Erkrankung sollte Ihnen zu denken geben. Ist das wirklich der richtige Arbeitgeber für Sie? In der Regel sind Fragen nach der Gesundheit unzulässig und dürfen daher auch mit einer Lüge beantwortet werden. Eine Ausnahme gilt, wenn der Arbeitgeber ein berechtigtes Interesse an der Beantwortung hat, etwa bei hoher Verantwortung für Dritte.

Früher in Rente?

Psychische Erkrankungen sind die häufigste Ursache für eine Frühverrentung. Überlegen Sie aber genau, ob dies der richtige Weg für Sie ist. Arbeit sichert nicht nur das Einkommen, sie wirkt auch strukturfördernd, sinnstiftend und identitätsbildend. Viele soziale Kontakte basieren auf der Arbeit. Ist die Arbeit an sich das Problem oder der letzte Arbeitsplatz? Lassen Sie sich von einem Rentenberater die finanziellen Folgen eines vorgezogenen Rentenbeginn berechnen.

Wenn Sie weniger als drei Stunden am Tag arbeiten können, kommt für gesetzlich Rentenversicherte der Bezug einer vollen Erwerbsminderungsrente in Betracht, bei bis zu sechs Stunden Arbeitsfähigkeit am Tag ist es eine halbe. Oft beträgt die Rente weniger als ein Drittel des letzten Bruttogehalts. Wer eine Berufsunfähigkeitsversicherung hat, ist hier regelmäßig bessergestellt. In jedem Fall sollten Sie die finanziellen Folgen einer Berentung vorab genau klären. Zur Berechnung der eigenen Rente hilft Ihnen dieser Link: deutsche-rentenversicherung.de, Suche „Rentenbeginn- und Rentenhöhenrechner". Gerade bei älteren Arbeitnehmenden kann eine Aufhebungsvereinbarung mit Abfindung, Arbeitslosengeld und vorzeitiger Beginn der Altersrente der bessere Weg sein.

Sonderfall Beamtenverhältnis

Psychische Erkrankungen können die Dienstfähigkeit beeinträchtigen und ein Fernbleiben vom Dienst rechtfertigen.

Bestehen Zweifel an der Dienstfähigkeit, kann eine amtsärztliche Untersuchung angeordnet werden. Der Amtsarzt hat gegebenenfalls weitere fachliche Stellungnahmen einzuholen, um den Gesundheitszustand des Beamten umfassend abzuklären. Weichen die Einschätzung des Amtsarztes und die Ihres behandelnden Arztes voneinander ab, wird die Einschätzung des Amtsarztes in der Regel den Ausschlag geben. Etwas anderes gilt nur dann, wenn begründete Zweifel an der Sachkunde des Amtsarztes bestehen. Eine Dienstunfähigkeit kann auch zur Versetzung in den Ruhestand führen.

Vor einer Verbeamtung prüft ein Amtsarzt die gesundheitliche Eignung des Anwärters. Er beurteilt, inwieweit mit einer Dienstunfähigkeit vor Erreichung der gesetzlichen Altersgrenze zu rechnen ist. Dabei steht eine frühere Psychotherapie der Verbeamtung nicht zwingend im Weg. Jedoch vermindern sich in der Praxis die Chancen auf eine problemlose oder zeitnahe Verbeamtung erheblich. Je schwerer die psychische Erkrankung, umso wahrscheinlicher ist eine Versagung. Persönlichkeitsstörungen oder (mittelschwere) Depressionen führen mit hoher Wahrscheinlichkeit zu einer Versagung. Diese muss aber nicht widerspruchslos hingenommen werden. Die Beweislast für eine Dienstunfähigkeit liegt beim Amtsarzt beziehungsweise dem Dienstherrn. Bei Ablehnung können Sie ein Gegengutachten in Auftrag geben.

HILFE

Medikamente bei Depressionen
Websites und Quellen
Register

MEDIKAMENTE BEI DEPRESSIONEN

Die folgenden rezeptpflichtigen Medikamente, die bei Depressionen zum Einsatz kommen, wurden von der Stiftung Warentest untersucht.

	WIRKSTOFF	BEWERTUNG
Serotonin-Wiederaufnahmehemmer (SSRI, englische Abkürzung für Selective Serotonin Reuptake Inhibitors)	Citalopram, Escitalopram, Fluvoxamin, Paroxetin, Sertralin	**Geeignet** bei mittelschweren bis schweren Depressionen. Die Medikamente lindern auch Ängste und machen – anders als einige andere Antidepressiva – kaum müde, sondern aktivieren eher. Wichtig bei der ärztlichen Abwägung, ob die Mittel für einen Patienten oder eine Patientin infrage kommen, sind auch die möglichen Nebenwirkungen. Dazu zählen Unruhe, Schlafprobleme, Übelkeit oder sexuelle Funktionsstörungen wie Libidoverlust oder Impotenz.
	Fluoxetin	**Mit Einschränkung geeignet** bei mittelschweren bis schweren Depressionen. Fluoxetin wirkt nach der Einnahme viele Tage lang. Kürzer wirkende Mittel sind vorzuziehen, da sich die Therapie so besser steuern lässt. Zudem sind ausgeprägte Wechselwirkungen möglich.
Serotonin-Noradrenalin-Wiederaufnahmehemmer (SNRI, englische Abkürzung für Serotonin Noradrenalin Reuptake Inhibitors)	Duloxetin, Venlafaxin	**Geeignet** bei mittelschweren bis schweren Depressionen. Die Medikamente lindern auch Ängste und machen – anders als einige andere Antidepressiva – kaum müde, sondern aktivieren eher. Wichtig bei der ärztlichen Abwägung sind auch die möglichen Nebenwirkungen. Dazu zählen Unruhe, Schlafprobleme, Übelkeit und sexuelle Funktionsstörungen wie Libidoverlust oder Impotenz.
	Milnacipran	**Mit Einschränkung geeignet** bei mittleren bis schweren Depressionen. Für eine Einordnung des Mittels im Vergleich mit besser bewerteten Antidepressiva sind weitere Studien erforderlich.

	WIRKSTOFF	BEWERTUNG
Trizyklische Antidepressiva (TZA)	Amitriptylin, Amitriptylinoxid, Clomipramin, Doxepin, Imipramin, Trimipramin	**Geeignet** bei mittelschweren bis schweren Depressionen. Die Medikamente lindern auch Ängste. Einige – Amitriptylin, Amitriptylinoxid, Doxepin und Trimipramin – wirken stark dämpfend und machen müde. Das kann günstig sein, etwa wenn Depressive an großer Unruhe oder Schlafstörungen leiden. Wichtig bei der ärztlichen Abwägung, ob die Mittel für einen Patienten oder eine Patientin infrage kommen, sind auch die möglichen Nebenwirkungen. Dazu zählen Gewichtszunahme, Mundtrockenheit, Herzrhythmusstörungen, Schwindel, Benommenheit, Verwirrung. Gerade bei älteren Menschen ist Vorsicht geboten.
Tetrazyklische Antidepressiva	Mirtazapin	**Geeignet** bei mittleren bis schweren Depressionen. Mirtazapin hat zudem angstlindernde, beruhigende und stark dämpfende Wirkungen, macht also müde. Das kann günstig sein, wenn Depressive unter Unruhe oder Schlafstörungen leiden. Zu den möglichen Nachteilen zählt eine erhöhte Gewichtszunahme.
	Maprotilin	**Mit Einschränkung geeignet** bei mittelschweren bis schweren Depressionen. Maprotilin wirkt nach der Einnahme bis zu 60 Stunden. Kürzer wirkende Mittel sind vorzuziehen, da sich die Therapie dann besser steuern lässt.
	Mianserin	**Mit Einschränkung geeignet** bei mittleren bis schweren Depressionen. Das Mittel kann in seltenen Fällen schwerwiegende Blutbildungsstörungen verursachen.
Monoaminoxidase-Hemmer (MAO-Hemmer)	Moclobemid	**Auch geeignet** bei mittelschweren bis schweren Depressionen – etwa bei speziellen Ausprägungen wie einer chronischen Depression mit starkem Schlafbedürfnis. Es sind einige Einschränkungen bei der Ernährung zu beachten.
	Tranylcypromin	**Mit Einschränkung geeignet** bei mittelschweren bis schweren Depressionen – etwa wenn besser bewertete Mittel nicht ausreichend helfen. Zahlreiche Lebensmittel sind strikt zu meiden, darunter viele Käsesorten, Alkoholika und Fertigprodukte. Sie enthalten Stoffe, die bei gleichzeitiger Einnahme des Medikaments nicht mehr abgebaut werden. Es drohen ernste Folgen wie lebensbedrohliche Bluthochdruckkrisen.

	WIRKSTOFF	BEWERTUNG
Weitere synthetische Antidepressiva	Agomelatin, Bupropion, Tianeptin, Trazodon	**Mit Einschränkung geeignet** bei mittelschweren bis schweren Depressionen. Die therapeutische Wirksamkeit sollte noch besser belegt werden. Infrage kommen die Mittel etwa, wenn besser bewertete Medikamente nicht ausreichend helfen oder vertragen werden. Speziell bei Tianeptin zu beachten: Es birgt möglicherweise ein erhöhtes Risiko für Missbrauch und Abhängigkeit.
Pflanzliche Mittel	Johanniskraut-Trockenextrakt	**Geeignet** zur kurzzeitigen Behandlung einer mittelschweren depressiven Phase. **Mit Einschränkung geeignet** bei längerfristig behandlungsbedürftigen Depressionen. Der therapeutische Stellenwert einer Langzeittherapie lässt sich noch nicht endgültig beurteilen. Johanniskraut ist in der Regel gut verträglich. Nebenwirkungen wie Übelkeit, Kopfschmerz und verstärkte Lichtempfindlichkeit der Haut sind aber möglich. Zudem sind viele, teils schwere Wechselwirkungen zu bedenken, etwa mit verschiedenen anderen Antidepressiva, HIV- und Krebsmitteln oder Gerinnungshemmern.

WEBSITES UND QUELLEN

Deutsche Depressionshilfe
deutsche-depressionshilfe.de

Telefonseelsorge
telefonseelsorge.de (Deutschland)
telefonseelsorge.at (Österreich)
143.ch (Schweiz)

Für Kinder, Jugendliche und Eltern
nummergegenkummer.de

Psychotherapeutensuche
therapie.de
psych-info.de

Informationen zum Kostenerstattungsverfahren
dptv.de/wissensdatenbank/ (Suchbegriff „Kostenerstattung")

Selbsthilfeforum für Menschen mit Depressionen
diskussionsforum-depression.de

Selbsthilfegruppen finden
nakos.de

Suchtberatungsstellen finden
bzga.de/service/beratungsstellen/suchtprobleme/

Hilfe bei postpartalen Depressionen
schatten-und-licht.de

Für Angehörige psychisch erkrankter Menschen
bapk.de

Für Kinder psychisch erkrankter Eltern
netz-und-boden.de

Zwiegespräch (für Paare)
zwie-gespraech.de

Informationen zum Thema Schlaf
dgsm.de

Informationen zur Elektrokonvulsionstherapie
patienten-information.de/patientenblaetter/depression-ekt

Chronisch krank im Job
sag-ichs.de

Hilfe bei Mobbing
ifb.de/wissen/kommunikation/konfliktmanagement/mobbing-landkarte

Tests der Stiftung Warentest
test.de/Antidepressiva
test.de/online-psychotherapie
test.de/rechtsschutz

Quellenverzeichnis für dieses Buch
test.de/hilfe-depressionen-literatur

REGISTER

Die Stiftung Warentest wurde 1964 auf Beschluss des Deutschen Bundestages gegründet, um dem Verbraucher durch vergleichende Tests von Waren und Dienstleistungen eine unabhängige und objektive Unterstützung zu bieten.

Wir kaufen – anonym im Handel, nehmen Dienstleistungen verdeckt in Anspruch.

Wir testen – mit wissenschaftlichen Methoden in unabhängigen Instituten nach unseren Vorgaben.

Wir bewerten – von sehr gut bis mangelhaft, ausschließlich auf Basis der objektivierten Untersuchungsergebnisse.

Wir veröffentlichen – anzeigenfrei in unseren Büchern, den Zeitschriften test und Finanztest und im Internet unter www.test.de

Dr. med Jana Christina Müller-Flechtenmacher ist Fachärztin für Psychiatrie und Psychotherapie und arbeitet als Oberärztin am Universitätsklinikum Hamburg-Eppendorf. Daneben erforscht sie die hormonellen, physiologischen und psychologischen Grundlagen von Stress, Angst und Panik.

Mirjam Weinstein-Riechmann ist Psychologische Psychotherapeutin und in der ambulanten Versorgung in Hamburg sowie als Dozentin tätig. Neben ihrem verhaltenstherapeutischen Schwerpunkt nutzt sie achtsamkeitsbasierte und schematherapeutische Ansätze.

Alexander Bredereck ist Fachanwalt für Arbeitsrecht sowie Fachanwalt für Miet- und Wohnungseigentumsrecht. Er betreibt den YouTube-Kanal „Fernsehanwalt" und ist Autor einschlägiger Fachliteratur.

Stiftung Warentest
Lützowplatz 11–13
10785 Berlin
Telefon 0 30/26 31–0
Fax 0 30/26 31–25 25
www.test.de
email@stiftung-warentest.de

USt-IdNr.: DE136725570

Vorstand: Hubertus Primus
Weitere Mitglieder der Geschäftsleitung: Dr. Holger Brackemann, Julia Bönisch, Daniel Gläser

Programmleitung: Niclas Dewitz

Autorinnen und Autor: Dr. med. Jana Christina Müller-Flechtenmacher, Mirjam Weinstein-Riechmann, Alexander Bredereck

Projektleitung: Eva Gößwein
Lektorat: Heike Plank
Korrektorat: Christian von Raumer, Berlin
Fachliche Beratung: Bettina Sauer
Titelentwurf: Christian Königsmann
Layout: Christian Königsmann
Grafik, Satz: Daniela Greven
Autorinnenfotos: Kathrin Spirk, Hamburg
Bildnachweis: AdobeStock:S. 47, 88, 110, 122, 123, 127, 144; GettyImages: S. 10, 11, 52, 77, 118, 127, 133
Infografiken: Daniela Greven

Produktion: Daniela Greven
Verlagsherstellung: Rita Brosius (Ltg.), Romy Alig, Susanne Beeh
Litho: tiff.any, Berlin
Druck: Fromm + Rasch GmbH & Co. KG., Osnabrück

ISBN: 978–3–7471–0669–3

Wir haben für dieses Buch 100 % Recyclingpapier und mineralölfreie Druckfarben verwendet. Stiftung Warentest druckt ausschließlich in Deutschland, weil hier hohe Umweltstandards gelten und kurze Transportwege für geringe CO_2-Emissionen sorgen. Auch die Weiterverarbeitung erfolgt ausschließlich in Deutschland.